U0299521

我的血糖我做主

宋峻　孙悦旸

著

中信出版集团 | 北京

图书在版编目（CIP）数据

我的血糖我做主/宋峻，孙悦旸著. -- 北京：中信出版社，2023.7（2024.10重印）
ISBN 978-7-5217-3942-8

I.①我… II.①宋… ②孙… III.①糖尿病-防治
IV.① R587.1

中国国家版本馆 CIP 数据核字（2023）第 091128 号

我的血糖我做主
著者：   宋峻　孙悦旸
出版发行：中信出版集团股份有限公司
　　　　　（北京市朝阳区东三环北路 27 号嘉铭中心　邮编　100020）
承印者：   北京通州皇家印刷厂

开本：880mm×1230mm 1/32　　印张：8.25　　字数：300 千字
版次：2023 年 7 月第 1 版　　印次：2024 年 10 月第 5 次印刷
书号：ISBN 978-7-5217-3942-8
　　　　　　　　　　　　　定价：69.00 元

推荐语

作为一名运动员，我知道食物和营养对健康来说意味着什么；作为一个妈妈，我更知道要让孩子吃得科学有营养，均衡饮食最重要；作为一个女儿，父母都已经年老，希望他们能够健康。宋峻教授的"糖盘"非常实用，均衡饮食方法温和不颠覆、好执行，全家人可以一起用起来，为健康保驾护航。

——乐靖宜，游泳奥运冠军

食养是良医！针对困扰半数国人的高血糖，这本书颠覆了很多人固有的错误认知，更给出了一套全面的饮食营养与生活方式解决方案，实用且卓有成效。

——李晨东，"生命科学与营养"主理人，中国营养学会会员

新时代提倡人人都要做自己健康的第一责任人，所以民众对健康科普知识有了高度的渴求，宋峻主任作为一名注册营养师，运用自己的专业知识帮助我一位身患肿瘤的同学术后迅速恢复并回到工作岗位，至今已有 5 年，她对于血糖的日常管理以及术后病人饮食管理有着自己独到且有效的见解和实践，非常推荐大家读一读这本书，吃出健康，管好血糖，享受生活。

——刘艳红，晖致医药有限公司医院渠道市场部负责人

对糖尿病人来说，吃？还是不吃？这问题令人烦恼。而怎么吃？则又是个叫人头疼的大问题。在宋峻老师的科学指导下，我这个曾经酮症酸中毒、一度病危的"老糖友"，竟然也能将最难控制的血糖保持在可控范围。

——钱晓波，上海对外经贸大学副教授、硕士生导师

宋老师的健康营养餐方案，为从"三高"到血液恢复正常的我提供了完美的选择。通过个性化定制、均衡营养、升糖油脂控制、合理分餐以及持续监督和调整，她帮助我恢复了健康的生活状态。如果你正处于"三高"状况，我强烈推荐你尝试宋老师的健康营养餐方案，享受健康和活力的生活。

——单韧，美国Aireon空管技术公司总工程师，美国领格基金合伙人

一部妙趣横生的抗糖指南！聚焦血糖与人体健康的关系，是一本针对性极强的、对大众读者友好的医学科普著作，这本书手把手指导关注血糖的读者包括患友，积极调整饮食结构，科学合理地"吃"，吃下的每一口食物都可能帮我们重塑健康。这本书亲切幽默，充满了实用性建议，希望它成为你的健康好助手！

——左文萍，中国科协会员，科普、科幻作家

目　录

引言　步步逼近的糖前期　　　　　　　　　001

　　你听说过胰岛素抵抗吗?　　　　　　　　　002

　　调整饮食模式，逆转糖前期!　　　　　　　006

第一部分　　对抗糖前期的武器　　009

第1章　膳食硝酸盐：平衡血糖的英雄　　010

　　硝酸盐真的是会让人中毒的魔鬼吗?　　　　011

　　膳食硝酸盐的另一面　　　　　　　　　　012

　　斩断硝酸盐的魔性　　　　　　　　　　　016

第2章　高贵而有活力的膳食类胡萝卜素　　018

　　类胡萝卜素从哪里来?　　　　　　　　　019

　　对抗超重、肥胖和胰岛素抵抗，类胡萝卜素是

　　利器　　　　　　　　　　　　　　　　027

第 3 章　让身体充满活力的 B 族维生素　　044

神奇的 B 族维生素大家族　　045

补充 B 族维生素，怎么吃更好?　　072

第 4 章　AGE：美味之秘方，衰老的祸首　　074

红烧肉的美味秘方：美拉德反应　　077

AGE 和身体老化的关系　　079

减少外源性 AGE 摄入　　089

常见食物中 AGE 含量一览　　097

第 5 章　除了血糖指数，还要懂胰岛素指数和血糖
负荷　　101

食物的胰岛素指数、血糖指数和血糖负荷　　103

血糖指数和胰岛素指数有什么不同?　　111

第二部分　对抗糖前期，应该这么吃　　117

第 6 章　主食、蛋白质食物、蔬菜和水果，你吃
对了吗?　　118

你以为的蔬菜，可能是主食　　119

简单的糖 vs 复杂的糖　　125

蔬菜水果本一家，能互相替代吗?　　131

平衡血糖激活胰岛素饮食餐盘，逆转糖前期!　　132

第 7 章　换个顺序吃饭就能逆转糖前期　146

调整好餐后血糖水平峰值　147

我的碳水我做主　147

换个顺序吃饭就能平稳餐后血糖　149

第 8 章　水果、脂肪、牛奶及奶制品到底
怎么吃?　156

因人而异选择水果　156

吃对膳食脂肪　168

牛奶及奶制品　186

第 9 章　健康烹饪　201

有仪式感地吃饭　201

吃看得到食材本来面貌的菜肴　204

用平底锅减油　208

用香料给菜肴增鲜　208

蔬菜汆水再食用　213

规避磷酸盐添加剂　215

烹饪时记得开油烟机　221

第 10 章　学会喝水　223

让水增强抵抗力　223

怎样有效地喝水?　225

去除水中的有机污染物　226

附录　229

1. 糖尿病风险评分表　229

2. 自查：糖尿病高危人群特征　　　231

3. 自查：胰岛素抵抗体征　　　232

4. 常见食物的血糖指数和胰岛素指数一览　　　233

参考文献　　　239

引 言
步步逼近的糖前期

我的父亲是一位 2 型糖尿病（T2DM）患者。2 型糖尿病是一种胰岛素分泌不足或胰岛素利用障碍所导致的、以血糖升高为特征的代谢性疾病。父亲是在因甲状腺结节开刀住院的时候查出患有 2 型糖尿病的，当时还在读书的我对糖尿病的认识就是，患了糖尿病就不能吃糖了。随后的日子里，父亲严格遵循糖尿病的饮食要求，但病情的发展异乎寻常地迅速，最终他因为并发肺部疾病离开了我，到一个没有痛苦的平行世界去了。

我也曾经血压高于正常值，BMI（身体质量指数，又称体重指数、体质指数）飙升到近 32 kg/m² （千克每平方米）。当时我的身体就像一个木桶，腰围和臀围的数字已经相差无几，最后一次测体重也已经是遥远的记忆了。突然有一天，我发现自己偶尔会出现瞬间的头晕，这种感觉就像闪电一样转瞬即逝，这让我开始担忧自己的身体。因为父亲患有糖尿病，所以我得糖尿病的风险比其他人都高。我开始着手减肥，但是无论选择清淡的素食还是糖尿病膳食，是"管住嘴迈开腿"还是喝清肠茶，甚至尝试各种流行的减肥方法，都无法控制体重秤显示的数字继续增大。我的脾气也变得越来越差，不知道从什么时候开始，脸上总有硕大的痘痘冒出来。这些都让我开始琢磨：我吃进去的食物，在进入我的身体后，究竟怎么了？

虽然当时我的空腹血糖水平和肝功能等其他体检指标都是正常的，但这些身体的反应都指向了胰岛素抵抗。当时的我患有严重的胰岛素抵抗，也就是说我处在糖尿病前期（简称"糖前期"，是介于糖尿病高危人群与糖尿病患者之间的阶段），如果继续发展下去，我就是糖尿病患者了。

你听说过胰岛素抵抗吗？

2021 年，全球约有 5.37 亿成人患糖尿病；预计到 2045 年，糖尿病患者可能达到 7.84 亿。①中国是糖尿病患者数量最多的国家。2015—2017 年，中国（不含港澳台地区）的 31 个省级行政区的抽样调查表明，18 岁及以上糖尿病患者估计数量达 1.298 亿，采用 ADA 标准诊断的患病率（加权）达到 12.8%，相当于全世界超过 30% 的糖尿病患者在中国（印度和美国次之）。我们都会

———————————

① 数据来源：2021 年国际糖尿病联盟（IDF）发布的《IDF 全球糖尿病地图（第 10 版）》。

关注体检报告上的指标，可是糖尿病可能比大多数人预想的离我们更近。2018 年，中国慢性病及危险因素监测系统显示，我国有 50.1% 的人处于糖前期或患糖尿病，也就是说 2 个人中就有 1 个人是糖尿病患者的后备军，或者正受到糖尿病困扰！

虽然糖前期患病率随不同项目的诊断标准中糖化血红蛋白的切点不同而略有差异，但值得注意的是，糖前期患病率持续增高。

如果按照最严格的标准判断，那么我国成年人平均 2 个人中就有 1 个人处于糖前期！就糖前期的标准而言，不存在太过严格的说法，不能以"标准太严"为由而庆幸自己没有被纳入糖前期人群。

处于糖前期的人几乎没有任何症状，他们的空腹血糖值正常或者处于高值临界值，餐后 2 小时血糖可能低于正常值范围。其实在这一阶段，人体的糖代谢功能已经受损。从健康满分到隐形失衡，再到严重的机能失调，直至疾病发生，是一个漫长而连续的过程。从血糖浓度正常发展到胰岛素代偿性分泌增加（高胰岛素血症），再引起肌肉、肝脏、脂肪细胞等靶组织发生胰岛素抵抗——处于糖前期，直至糖尿病发生，需要 5~10 年的时间。

2018 年，中国已有超过 5 亿人处于糖尿病前期。只要积极调整饮食结构，稍微改变一下烹饪方式，换一下进餐的顺序，就有可能逆转糖前期、恢复健康，避免发展到确诊糖尿病的阶段。

可是，很多人根本不知道自己患有胰岛素抵抗，不了解糖前期，也因此错过了逆转糖前期的最佳时机。遗憾的是，目前临床上对于未发展到确诊糖尿病的胰岛素抵抗症状（糖前期），用药干预的手段非常有限。胰岛素抵抗人群可能听到次数最多的医嘱就是"减肥吧""管住嘴迈开腿""改变生活方式""吃得清淡些"，求助我的朋友抱怨最多的也是这些："忍着饿去运动，太难了！""一次又一次减重，结果现在的我更胖了！"，诸如此类。

　　吃，让我们获得了食物中的蛋白质、水、宏量营养素、微量营养素，以及植物生物活性物质。食物不仅提供给我们美味和营养，更维持了我们正常的生理、生化、免疫、生长、发育、代谢、修复等生命活动。身体摄取和利用食物中的营养（包括植物生物活性物质），是一种复杂的生物学过程，所表达的是一种作用、一个行为、一个生物学过程。当年我的体重和腰围、我的坏脾气，还有我那似乎永远不停歇的"青春痘"，都说明我吃进去的食物和得到的营养物质，在进入我的身体以后，根本就无法完成正常的生理代谢过程。

　　碳水化合物是人体的主要能量来源。我们进食后，碳水化合物以血糖的形式在门静脉运转，随着门静脉血糖水平升高，胰腺受到刺激并分泌胰岛素。胰岛素能够完成以下三项任务：第一，生成腺苷三磷酸（ATP）；第二，使葡萄糖以肝糖原和肌糖原的形式储存最大化（当我们饥饿的时候，肝糖原提供葡萄糖以维持我们的血糖水平稳定）；第三，当碳水化合物摄入量超过身体氧化和储存能力的时候，激活脂蛋白脂肪酶，将脂肪储存起来。为了保证机体的正常生理功能，胰岛素必须控制血糖水平，使其在任何时候都维持在一个正常范围内。

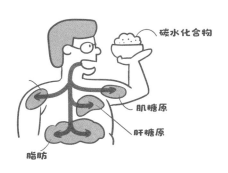

图 0-1　我们吃下去的碳水化合物去哪里了？

从血糖水平理想到发生胰岛素抵抗，再到糖尿病确诊的整个过程叫作糖前期。尽管我们都知道 2 型糖尿病可能致命，但目前尚不清楚从正常状态转变为糖前期状态的早期预测标志物，胰岛素抵抗可能是唯一的临床判断指标，而且需要经过非常烦琐、复杂的检测过程才能确定。即使确诊了胰岛素抵抗，也没有任何特效药可以使患者痊愈，医生甚至会告诉患者不需要吃药，只需控制饮食，加强锻炼。但是，医生并不会告诉他们该怎么控制饮食，什么能吃，什么不能吃，又该怎么去吃。胰岛素抵抗患者除了会超重、肥胖，根据机体自身的不同基础情况，还可能发展成 2 型糖尿病、心脑血管疾病、骨关节炎、脂肪肝、高尿酸血症、痛风、代谢综合征患者，甚至癌症和最近频频发生的年轻男性不明原因心源性猝死也与此有关。几乎所有的体重和腰围超标人群都患有胰岛素抵抗，其中有些人的体重没有超标，但他们的肌肉量少，脂肪偏多，腰围偏大，也可能患有胰岛素抵抗。想象一下，对于胰岛素抵抗这种患病率近50%的慢性疾病，却没有医生能提供特效药物，没有医生会指导和干预你的生活，告诉你具体应该怎么做，这是造成目前沉重的医疗负担的根源。

不过，在阅读本书之后，你就可以掌握一种科学有效地激活胰岛素传导、逆转糖前期的方法。

调整饮食模式，逆转糖前期！

西方世界的"现代医学之父"希波克拉底（前460—前377）曾经说过："良好的健康，意味着对天然或加工食品的威力有意识。"虽然胰岛素抵抗、糖前期是可怕的，但并非不能逆转，而逆转的成功与否很大程度上取决于我们的饮食。如果能够采用科学合理的均衡饮食模式，就能循序渐进地调整饮食结构，有效地改善胰岛素抵抗的状况，从而长期提高生活质量，最终成功逆转糖前期。

糖前期患者通过调整饮食模式，不仅可以调节血糖，还有利于控制体重，改善肝肾功能，缓解血管壁炎症，提高机体免疫力。2019年9月16—20日，欧洲糖尿病研究协会（EASD）第55届年会提出，在2型糖尿病的发病过程中，遗传、肥胖和不良生活方式都"功不可没"，其中肥胖能使 2 型糖尿病的患病风险增加至原来的 6 倍。

　　2 型糖尿病的治疗包括营养干预、体育锻炼、监测、药物治疗以及自我管理教育，其中营养干预是糖尿病治疗的基础，非常重要。我和儿子一起花了 10 个月的时间，研发了可视化"平衡血糖激活胰岛素饮食餐盘"（简称"糖盘"），并进行自我饮食调整。我把自己的 BMI 从 32 kg/m^2 降到了 22.3 kg/m^2，脾气变好了，皮肤光滑了，可恶的痘痘也消失不见，同事对我的黄褐斑消失这件事特别感兴趣。我从食物中获得的营养已经得到了正常的吸收、代谢和利用。

　　我帮助了很多向我求助的人，摆脱了糖前期的阴影。35 岁的阳（化名）患有家族性高血压，每天遵从医嘱服用降压药。药物并没有帮助阳控制好血压，而且阳的餐后血糖于 2019 年达到了 14 mmol/L（毫摩尔每升）！在没有服用任何药物的情况下，阳进行了饮食调整。新的膳食包括优质的蛋白质来源、不会升高血糖的新鲜蔬菜、更复杂的主食，让吃进去的每一口食物都有助于减少促炎性细胞因子的产生，激活胰岛素的传导，增强胰岛素敏感性，促进血糖、血脂及脂蛋白表达和血压的健康。严格遵守饮食计划 2 个月之后，他的血糖、血压都回到了正常范围，现在，他尽情享受着生活带给他的快乐。

第一部分
对抗糖前期的武器

第1章
膳食硝酸盐：平衡血糖的英雄

在我们居住的地球表面，有氧气的环境中，最稳定的含氮化合物非硝酸盐莫属了，它被看作造成胃癌和高铁血红蛋白血症风险增加的污染物之一，因此我们每天允许摄入的硝酸盐量是有限的，这样才能确保我们的暴露水平低于身体可接受的日摄入量。

然而，近年来越来越多的科学证据指出：饮食中的硝酸盐可以显著提高血管弹性，降低血压；还可以减少脂肪组织的蓄积，改善胰岛素分泌，降低血糖水平，减少肥胖和心脑血管代谢性疾病的风险。

也就是说，曾经人们避之唯恐不及的硝酸盐，其实是平衡血糖的"英雄"。

硝酸盐真的是会让人中毒的魔鬼吗？

听到硝酸盐、亚硝酸盐这类词，绝大多数人（甚至是所有人）都会联想到"癌症！腌制食品！不健康！"，觉得它们不是什么好东西，因为世界卫生组织国际癌症研究机构把硝酸盐和亚硝酸盐列为 2A 类致癌物（该机构将致癌物分为四个等级，2A 类致癌物很可能使人患癌，此类致癌物对人致癌性证据有限，对实验动物致癌性证据充分）。

事实上，硝酸盐和亚硝酸盐都有两种：一种是天然的，另一种是人工合成的。

天然的硝酸盐来自天然的植物，被称为膳食硝酸盐。植物体内的硝基还原酶还会把一部分硝酸盐还原成亚硝酸盐，所以我们吃的蔬菜中一般会同时存在天然的膳食硝酸盐和亚硝酸盐。新鲜蔬菜中膳食硝酸盐含量相对高一些，腌制类蔬菜中亚硝酸盐含量更高。在蔬菜的储存或腌制初期，细菌的硝基还原酶会将蔬菜中的膳食硝酸盐转化为亚硝酸盐。随着存放时间变长，亚硝酸盐含量会逐渐增高，在达到最高峰后回落，所以正常情况下吃正规厂家生产的泡菜不会造成亚硝酸盐中毒。当然，如果蔬菜因存放不当而腐烂，或者说烹饪后存放不当导致细菌大量繁殖，还有刚腌渍不久就被食用时，其中的亚硝酸盐含量会比较高，引发的不适也就是新闻报道中的亚硝酸盐中毒。

人工合成亚硝酸盐的历史悠久。《宋史》科技卷记载，人们使用亚硝酸盐对腊肉进行防腐和发色。始于唐、盛于宋的火腿制造技术，同样使用了亚硝酸盐。目前，亚硝酸盐是肉类食品加工中允许添加的最常用的食品添加剂之一，它能够抑制肉毒梭菌繁殖，改善肉类食品的外观、品质，并提升风味。香肠、火腿、培根等腌制肉类都含有硝酸盐或亚硝酸盐，如果在食品加工过程中过量添加，或者过量食用腌制品，亚硝酸盐与蛋白质在胃部的酸性环境中就会生成亚硝胺，增加了患癌症的风险。所以，人工合成的硝酸盐和亚硝酸盐本身的致癌性并不高，危险因素是不当的烹饪方式和不健康的饮食结构。2010 年世界卫生组织国际癌症研究机构在把硝酸盐和亚硝酸盐列为 2A 类致癌物的同时，附加了一个条件：在导致内源性亚硝化条件下。内源性亚硝化的条件就是指腌肉或者菜和肉一起被腌制。

这里需要特别说明，先天基因缺陷会造成亚硝酸盐中毒。遗传性高铁血红蛋白血症患者天生对亚硝酸盐十分敏感，一旦摄入了亚硝酸盐（无论是天然的还是人工合成的），其体内的氧运输系统就会受到干扰，导致血红蛋白不可逆地转化为高铁血红蛋白，失去输送氧的能力，造成缺氧中毒，严重的患者皮肤呈现青紫色并有性命之忧。

膳食硝酸盐的另一面

硝酸盐的致癌性和毒性事件，绝大部分源于聪明的人类发明的人工合成硝酸盐。天然存在于我们生活环境中的天然膳食硝酸盐，包括空气、食物（特别是绿叶蔬菜和水果）以及水中的硝酸盐，引发的恶性事件并不多，甚至可以说非常罕见。

有一种几个世纪以来一直深受欢迎的民间疗法：用红甜菜的块根榨汁来调节肝脏疾病。现在有研究发现红甜菜根能够保护心脏健康、辅助治疗癌症，其功效就源于其中所含有的丰富的甜菜碱和膳食硝酸盐。每次做有关高血压的公益活动时，我都会保留一个互动环节，让血压偏高的志愿者在活动前，5 分钟内喝完一杯鲜榨红甜菜根汁，活动中测出喝过红甜菜根汁的志愿者的血压平均可以降低 3~5 mmHg（毫米汞柱），并且可以维持 2~3 个小时。天然存在的膳食硝酸盐对心脏和血管系统产生了意料不到的有益作用。国际奥林匹克委员会将硝酸盐列为具有能够增强运动效果的膳食补充剂之一。得舒饮食法（DASH Diet）因具有显著的降压功效而长居美国健康饮食方式排行榜榜首，这种饮食法推荐的每日膳食硝酸盐摄入量超过 1 000 毫克；拥有长寿饮食美誉的日本传统饮食，提供的天然膳食硝酸盐量为每天每千克体重18.8 毫克，超过了每日允许摄入量（ADI）的 5 倍——硝酸盐的 ADI 为每千克体重 3.7 毫克。考虑到绿叶蔬菜在许多流行病学研究中一直被证实可以预防肥胖和心脏代谢性疾病，欧洲食品安全局再次进行评估，结论是："从天然膳食或饮水摄入的硝酸盐不会增加人类患癌的风险。所以，我们应该保持均衡饮食，进食多种蔬果（交替进食叶菜类蔬菜、果菜类蔬菜、根茎类蔬菜、花茎/叶球甘蓝类蔬菜等），避免偏食。"

多项流行病学饮食研究显示，增加富含硝酸盐的蔬菜的摄入量，可以预防 2 型糖尿病和心血管疾病，阻止疾病进展，同时还能够发挥抵抗肥胖的作用，也就是说可以减脂、减重。我曾帮助过很多胰岛素抵抗的糖前期患者，这些患者无一例外都成功地激活了胰岛素的传导，缓解甚至逆转了糖尿病/多囊卵巢综合征。有一位患者非常严格地执行了整整 1 年，不仅减重 15 千克，还摆脱了外用胰岛素和全部口服药物。他的主治医生给他的反馈是：你的糖尿病好了，以后不用再来了。

膳食硝酸盐从"魔鬼"华丽变身为平衡血糖的"英雄"。它是通过"天然膳食硝酸盐—亚硝酸盐——氧化氮"途径实现这一壮举的。

简单来说，这条途径就是：食用蔬菜后，蔬菜中的天然膳食硝酸盐就进入了我们身体的循环系统。硝酸盐首先到达胃部和小肠，然后被吸收进入血液循环。这时候我们机体的血浆硝酸盐浓度会升高，大部分（约65%）的硝酸盐会随着尿液被排出体外；还有大约25%的硝酸盐会被输送到唾液腺，并在唾液中浓缩，这些硝酸盐被口腔中的共生细菌还原成亚硝酸盐，再次沿着我们的消化道到达胃部，在胃部的酸性环境下，亚硝酸盐被还原为一氧化氮（NO）。

通常，肥胖和 2 型糖尿病伴有氧化应激、一氧化氮信号受损和心血管疾病。一氧化氮参与机体各个系统的生理功能，在心血管系统、免疫应答和神经沟通中都起着必要的调节作用。它有益

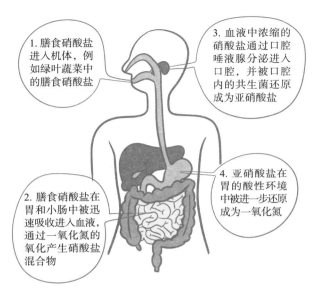

1. 膳食硝酸盐进入机体，例如绿叶蔬菜中的膳食硝酸盐

2. 膳食硝酸盐在胃和小肠中被迅速吸收进入血液，通过一氧化氮的氧化产生硝酸盐混合物

3. 血液中浓缩的硝酸盐通过口腔唾液腺分泌进入口腔，并被口腔内的共生菌还原成为亚硝酸盐

4. 亚硝酸盐在胃的酸性环境中被进一步还原成为一氧化氮

图 1-1　膳食硝酸盐的代谢过程

于心血管功能的健康，作用包括：增强血管壁弹性，促进血管舒张，加速血液循环，等等。一氧化氮的流失似乎是心血管系统健康出现不良后果和发展事件的最早标志物，比如高血压、高脂血症、2 型糖尿病、动脉粥样硬化等疾病都与此有关。

　　在摄入天然膳食硝酸盐，带来血浆硝酸盐、亚硝酸盐浓度的增加后，血压就会降低，血管内皮功能就会得到改善。对 2 型糖尿病患者来说，血管内皮功能改善能够提升个体对胰岛素的敏感性。用天然膳食硝酸盐治疗，不仅能够平衡血糖，降低空腹高血糖和糖化血红蛋白（HbA1C）水平，还能增强对胰岛素的敏感性，缓解胰岛素抵抗。

我的成功减脂、减重离不开天然膳食硝酸盐的帮助，它激活了我的胰岛素传导，让我成功减重 14 千克，胰岛素抵抗（糖前期）的一系列症状都消失了。我每天吃 500 克富含硝酸盐的蔬菜，两个月后体重明显下降了，内脏脂肪和血浆甘油三酯浓度的异常状况也得到了改善。关于各类食物中硝酸盐的含量，可以参考表 1–1。从表中数据可以看出，蔬菜中的硝酸盐含量远远高于腌制类食物的含量，尤其是绿叶蔬菜（比如芹菜、菠菜、生菜、芝麻菜和红甜菜等）。

表 1–1　各类食物中硝酸盐含量

硝酸盐（毫克/100 克鲜重）	食物类型
<20	水果，包括香蕉和橙子
	腌制肉类，包括培根、火腿、热狗
	蔬菜，包括洋葱、胡椒、豌豆、芦笋、蘑菇
20~50	西蓝花、胡萝卜、花椰菜、黄瓜
50~100	萝卜、白菜
100~250	韭菜、茴香
>250	菠菜、生菜、芹菜、芝麻菜、红甜菜

斩断硝酸盐的魔性

硝酸盐本身相对无毒，但人体摄入的硝酸盐中约有 9% 在唾液和胃肠道中转化为亚硝酸盐。亚硝酸盐在胃中的酸性环境下，会与食物中的仲胺、叔胺和酰胺反应，形成N-亚硝基化合物。这种内源性的N-亚硝基化合物与胃癌、食管癌和膀胱癌的风险增加密切有关，已被国际癌症研究机构列为2A类致癌物。

食物中的蛋白质经熏烤受热分解后，会产生大量的仲胺，在腌制、烘焙、油煎、油炸等加工过程后也会产生一定数量的N-亚硝基化合物，因此我要奉劝重口味食客有所节制，在吃烧烤食物的同时增加蔬菜和水果的摄入量。如果吃烧烤食物时，再吃一把芽菜、一份西蓝花、一份菠菜或者吃一个橙子/柠檬、几个草莓和鲜枣等维生素C含量丰富的水果，维生素C和蔬菜、水果中的多酚类化合物就可以阻止我们害怕的N-亚硝基化合物生成。遵循健康的饮食模式，让我们享受美味，同时还守护着我们的健康。

第 2 章
高贵而有活力的膳食类胡萝卜素

在美国黄石国家公园的大棱镜泉，由泉水汇聚而成的湖里生长着不计其数的藻类和细菌等微生物，这些微生物体内的叶绿素和类胡萝卜素的比例随着季节变换而变化，也造就了温泉的奇异。温泉湖面的颜色从冬季到夏季，由以叶绿素为主的绿色逐渐变为以类胡萝卜素为主的灿烂热情的橙红色，让游客为之惊叹。绿色的森林、绿油油的蔬菜，都是叶绿素的贡献；而热情似火的红色、活力四射的橙色、温暖而令人快乐的黄色，都是类胡萝卜素的功劳。

大名鼎鼎的胡萝卜素（α-胡萝卜素、β-胡萝卜素、γ-胡萝卜素）就是类胡萝卜素的一种。胡萝卜素属于脂溶性维生素，是不含氧的类胡萝卜素。因为它只能溶解在脂肪中，所以吃胡萝卜的时候，搭配含优质油脂的食物一起吃，胡萝卜中胡萝卜素的吸收率就会大大地增加。含氧原子的类胡萝卜素，比如猕猴桃中的叶黄素则恰恰相反，它们的疏水性小，可以在水中溶解，身体可以直接吸收叶黄素为视网膜所用。

类胡萝卜素是一类重要的天然色素、天然的抗氧化剂，是仅次于叶绿素的第二大类光合作用色素。类胡萝卜素作为彩色色素存在于水果、蔬菜和海洋资源中，让动物、高等植物、真菌、藻类呈现出耀眼的黄色、橙红色和红色。

最新的类胡萝卜素生物学特性研究表明，类胡萝卜素不仅能够预防、治疗和改善糖尿病及其随后的并发症，如糖尿病眼病、糖尿病肾病（DKD），对临床特征以中心性肥胖、高血压、高血糖、高血脂为主的代谢综合征的有益作用也远远超过了我们对天然抗氧化剂的预期。

类胡萝卜素从哪里来？

自然界中有 700 多种已被鉴定的类胡萝卜素，大多数的类胡萝卜素是分子中含有 40 个碳原子的多异戊间二烯化合物（四萜类化合物），分子结构中有异戊间二烯共轭双键。类胡萝卜素的颜色就随着共轭双键的数量不同而改变，当共轭双键达到 7 个时就会呈现出明亮的黄色；随着共轭双键的数量增多，类胡萝卜素的颜色逐渐向红色转变。人类饮食中约有 40 种类胡萝卜素，不过我们在人体血液和组织中可以清楚识别出的约有 20 种。

我们从生物学作用的角度对类胡萝卜素进行分类，可以分为：

- 维生素A
- 维生素A原类胡萝卜素（α-胡萝卜素、β-胡萝卜素、γ-胡萝卜素、番茄红素、叶黄素、玉米黄素等）
- 海洋类胡萝卜素（虾青素、岩藻黄质等）
- 藏红花素
- 胭脂红素

......

我们从食物来源的角度对类胡萝卜素进行分类，可以分为：

- 动物来源的类胡萝卜素：维生素A、胭脂红素、海洋类胡萝卜素中的虾青素，身体能够非常容易地吸收和利用
- 植物来源的类胡萝卜素：维生素A原类胡萝卜素、岩藻黄质、藏红花素等，都是由植物提供的，存在于蔬菜和水果的组织细胞中

我们摄入这些类胡萝卜素后，身体会在需要的时候先把它们转化为有活性的维生素A，再进行吸收，并为机体代谢所用。植物来源的类胡萝卜素生物学活性非常有限，那是由于它们的化学结构连着蛋白质分子，而当我们烹饪的时候，类胡萝卜素与蛋白质的结合处断裂，类胡萝卜素游离出来，身体对它们的吸收率也随之提高了。

绿色的蔬菜和种子类食物

绿色的蔬菜以及种子类食物，它们的颜色来自叶绿素和β-胡萝卜素，比如我们常见的西蓝花、芥蓝、菠菜、马齿苋、苋菜、木耳菜、生菜、抱子甘蓝、青豆、利马豆（棉豆）等。这些蔬菜中呈绿色的叶绿素掩盖了红色或黄色的胡萝卜素，所以它们看起来都是绿色的，而不是类胡萝卜素特有的黄色或红色。事实上，这些蔬菜的组织细胞中类胡萝卜素的含量非常高，主要是维生素A原类胡萝卜素，包括β-胡萝卜素、叶黄素、新黄质、α-胡萝卜素、玉米黄素、环氧玉米黄素、5,6-环氧叶黄素等。豌豆等绿色的豆类同样含有丰富的β-胡萝卜素和叶黄素类物质。

熟悉我的人都知道我喜欢西蓝花。西蓝花对健康的贡献之一就是其胡萝卜素含量超级高，每100克中含胡萝卜素7 210微克，远远超出了其他蔬菜的胡萝卜素含量，甚至超过了胡萝卜（胡萝卜素含量：4 010微克/100克），可以说西蓝花是我们日常食用的蔬菜中胡萝卜素含量最高的品种。

如果想不出吃什么蔬菜，就选西蓝花吧！

表 2-1　常见绿色蔬菜中胡萝卜素含量（微克/100克）

蔬菜名称	胡萝卜素	维生素A（视黄醇当量）
豆瓣菜（也称西洋菜、水田芥，鲜）	9 550	1 592
扁蓄菜（鲜）	9 550	1 592

蔬菜名称	胡萝卜素	维生素A （视黄醇当量）
西蓝花（也称绿菜花、青花菜）	7 210	1 202
冬葵（也称冬苋菜、冬寒菜，鲜）	6 950	1 158
地笋（也称地牯牛、地瓜儿苗，鲜）	6 330	1 055
败酱（也称胭脂麻，鲜）	6 020	1 003
刺儿菜（也称小蓟、蓟蓟草，鲜）	5 990	998
白薯叶（也称甘薯叶，鲜）	5 968	995
白沙蒿（鲜）	4 400	733
羽衣甘蓝	4 368	728
牛至	4 110	685
枸杞菜（也称枸杞、地骨，鲜）	3 550	592
百里香（鲜）	3 510	585
芥蓝（也称甘蓝菜、盖蓝菜）	3 450	575
芹菜叶（鲜）	2 930	488
菠菜（也称赤根菜，鲜）	2 920	487
豌豆尖	2 710	452
豌豆苗	2 667	445
南苜蓿（也称草头、金花菜）	2 640	440
荠菜（也称菱角菜，鲜）	2 590	432
马齿苋（也称长寿菜、瓜子菜，鲜）	2 230	372
裙带菜（也称海芥菜，干）	2 230	372

蔬菜名称	胡萝卜素	维生素A（视黄醇当量）
生菜（也称叶用莴苣）	1 790	298
芥菜（也称盖菜，大叶，鲜）	1 700	283
小白菜	1 680	280
乌塌菜（也称塌菜、塌棵菜）	1 568	261
蕹菜（也称空心菜、藤藤菜）	1 520	253
茼蒿（也称蓬蒿、艾菜，鲜）	1 510	252
苋菜（也称红苋，紫，鲜）	1 490	248
樱桃萝卜缨	1 440	240
韭菜	1 410	235

注：不同品种，不同产地，数据略有差异

红色和橙色的蔬菜、水果、种子类食物及其制品

对于橙色和红色的蔬菜和水果来说，果实、花、根、种子都含有丰富的类胡萝卜素（维生素A原类胡萝卜素），包括番茄红素、β-胡萝卜素及其羟基衍生物（如β-隐黄质和玉米黄素）、α-胡萝卜素及其羟基衍生物（如叶黄素）、类胡萝卜素环氧化物、辣椒红素和辣椒玉红素等。当然，水果五彩斑斓的颜色还有花青素和醌类化合物的功劳。

甜玉米外部的橙黄色外皮，主要是叶黄素、β-胡萝卜素、

玉米黄素和隐黄质的贡献；灌木胭脂树的种子有层红色的外衣，是极高含量的蛋白复合胭脂树素赐予的；东南亚的木鳖子含有大量的 β–胡萝卜素；酿酒的葡萄中有较高含量的类胡萝卜素；油棕榈树的果实及其制品中同样含有 α–胡萝卜素和 β–胡萝卜素。

表 2-2　常见红色、橙色蔬果中胡萝卜素含量（微克/100 克）

蔬果	胡萝卜素	维生素A（视黄醇当量）
胡萝卜（红，也称金笋、丁香萝卜）	4 130	688
胡萝卜（黄）	4 010	668
沙棘	3 840	640
刺梨（也称茨梨、木梨子）	2 900	483
金针菜（黄花菜，鲜）	1 840	307
蜜橘	1 660	277
南瓜（栗面）	1 518	253
辣椒（红，小）	1 390	232
紫菜（干）	1 370	228
剁椒	1 232	205
胡萝卜缨（红，鲜）	970	162
哈密瓜	920	153
杧果（也称芒果、抹猛果、望果）	897	150
南瓜（也称倭瓜、番瓜，鲜）	890	148
柑橘	890	148（均值）
番木瓜	870	145

蔬果	胡萝卜素	维生素A （视黄醇当量）
彩椒	794	132
甘薯（红心，也称山芋、红薯）	750	125
萝卜缨（小萝卜）	710	118
番茄（西红柿）	550	92
奶柿子（小西红柿）	530	88
芦柑	520	87
杏	450	75
西瓜	450	75（均值）

值得注意的是：与蔬菜和水果相比，含脂肪的种子类植物和动物产品中的β-胡萝卜素分散在脂肪中，身体对这些类胡萝卜素的生物利用率很高。人的脂肪也是黄色的，这是因为脂肪中储存胡萝卜素。当然，β-胡萝卜素的生物利用率是可变的，它受到食物摄入量、身体的需求量、食物存放的环境以及各种营养物质的相互作用的影响。在合适的温度下烹饪或者研磨含β-胡萝卜素的食物，让食物颗粒的表面积暴露得越多，β-胡萝卜素在肠道就越容易被吸收，身体的生物利用率也就更高。

来自海洋的黄色和红色食物

活性维生素A存在于动物性食物中。动物本身是没有办法合成类胡萝卜素的，只有通过食用植物来获得维生素A原类胡萝卜素，再转化成维生素A，经身体吸收后就变成自己的了，也就是前面提到的动物来源类胡萝卜素。海洋中鱼类（如鳕鱼、大比目鱼）的肝脏和海洋哺乳动物（如北极熊）的肝脏是活性维生素A积蓄量最大的器官，海鱼肝脏和鱼肝油（如鲨鱼肝油）是人类获得活性维生素A最丰富的动物食物来源。鱼肝油和鱼油仅一字之差，容易混淆，其实它们大不相同。鱼肝油是取鲨鱼、鳕鱼等海洋鱼类的肝脏提炼出来的脂肪，含有大量的维生素A和维生素D；而鱼油是从鱼肉中提取的油脂，冷水海域中的鱼类吃了含丰富 ω–3 脂肪酸的海藻后让自己也拥有了超多的DHA（二十二碳六烯酸）和EPA（二十碳五烯酸）这两种 ω–3 脂肪酸，所以吃鱼油可以补充我们身体需要的DHA和EPA。

海洋中的鲑鱼和鳟鱼粉红色的肉让人印象深刻，这是因为其中积蓄了高浓度的虾青素（一种红色的类胡萝卜素）或角黄素（一种橙色的类胡萝卜素）；海洋中的虾、龙虾等甲壳类动物，还有软体动物等无脊椎动物的壳中类胡萝卜素含量也很高。甲壳类动物蓝灰色的壳里面有以类胡萝卜素蛋白复合体的形式存在的虾青素，被烹饪之后红色的类胡萝卜素游离出来，让壳显现出亮丽的红色。鱼卵中也含有相当多的类胡萝卜素。

说到这里，蛋黄为什么是黄色的？因为它含有类胡萝卜素，蛋黄颜色的深浅由家禽的饲料决定。牛奶、奶油、黄油、奶酪等各种奶制品的脂肪中也含有较低含量的维生素A，而将含有 β–

胡萝卜素的蔬菜和水果添加到奶酪中，会让奶酪呈现出黄色。

北极熊因为吞食整条鱼，其肝脏的维生素A含量极高，因纽特人和北极探险人员都知道这是一种危险的食物。

表 2-3 常见动物性食物中维生素A含量（微克/100克）

品种	维生素A（视黄醇当量）
鱼油、鳕鱼肝	30 000
肝脏（牛、其他畜类）	28 318
肝脏（羊）	19 872
肝脏（鸭）	11 984
肝脏（火鸡）	10 751
肝脏（鸡）	4 374

数据来源：USDA（美国农业部）食品成分数据库

对抗超重、肥胖和胰岛素抵抗，类胡萝卜素是利器

互为援军的胰岛素抵抗和超重、肥胖

胰岛素抵抗已经是肥胖、2型糖尿病、高血压、血脂异常等代谢性疾病发生和发展的主要预测因素。胰岛素抵抗是指组织器官对循环胰岛素的影响反应不足，肝脏中受胰岛素刺激的葡萄糖生成抑制作用减弱，骨骼肌中由胰岛素介导的葡萄糖摄取作用减弱，胰岛素抑制脂肪组织中脂肪分解的能力受损。简单来说，胰

岛素抵抗就是胰岛素被胰腺派出来干活了，但它"磨洋工"，出工不出力，打卡上班就是不干正经活，还把血液中的葡萄糖搬到肝脏和腹部皮下，变成脂肪。腰围增粗就是这样发生的，随之而来的就是体重的增长。

代谢性疾病的发病率和死亡率日益增长，超重和肥胖脱不了干系。超重和肥胖就像是胰岛素抵抗的"好兄弟"：超重和肥胖往往会导致胰岛素抵抗，而胰岛素抵抗更会加速体重增加。

表 2-4　超重和肥胖的衡量标准（成人）

指标	标准	超重	肥胖	定义
BMI（kg/m^2）	18.5~23.9	24.0~27.9	≥28	BMI=体重（千克）÷身高（米）的平方
腰围（厘米）	男性：<85 女性：<80	/	向心性肥胖：男性：≥85 女性：≥80	腰围的测量方法：右侧腋中线胯骨上缘与第12肋骨下缘连线的中点（通常是腰部的天然最窄部位），沿水平方向绕腹部一周，紧贴而不压迫皮肤，在正常呼气末测量腰围的长度

数据来源：中国肥胖问题工作组、《中国成人超重和肥胖症预防控制指南》

过去的几十年中，随着人类吃的高热量、低营养价值食品越来越多，超重和肥胖已经成为一个日益严重的健康问题。超重和肥胖导致糖代谢、内皮细胞和心肌代谢异常，进而引发 2 型糖尿病、高血压和心脏病；超重和肥胖是骨骼和关节等相关疾病的直接原因；美国癌症研究协会提示超重是癌症的主要独立危险因素，肥胖与乳腺癌、大肠癌、子宫内膜癌、食管癌、胆囊癌、肾癌、肝癌、口腔癌、咽癌和喉癌、卵巢癌、胰腺癌、前列腺癌、胃癌等 13 种癌症的发生和致病机制有关；超重和肥胖更与抑郁症的发生相关。超重、肥胖持续十几年后，必然会严重影响人的生活质量和寿命。

真是让人忧心忡忡，怎么办？到了类胡萝卜素大显身手的时候了。膳食类胡萝卜素是脂肪组织发育的有效调节剂，可以预防和治疗肥胖症，增加身体对胰岛素的敏感性。一个人的血浆中类胡萝卜素的总含量越高，他的身体对胰岛素就越敏感，也就越发不会被胰岛素抵抗和糖尿病困扰。

逆转超重、肥胖的佼佼者：维生素 A 原类胡萝卜素

维生素 A 原类胡萝卜素是植物来源的膳食类胡萝卜素，包括 α-胡萝卜素、β-胡萝卜素、γ-胡萝卜素、叶黄素、番茄红素等，人类获得维生素 A 原类胡萝卜素的最佳食物来源就非蔬菜和水果莫属了。蔬菜和水果通过光合作用产生了维生素 A 原类胡萝卜素，这些天然色素让我们看到一个五彩斑斓的世界。五颜六色的蔬菜和水果除了含有丰富的膳食纤维、水、宏量营养物质、矿物质、碳水化合物以外，还有我最喜欢的、具有生物活性的微量营养物质和植物化学物质，其中维生素 A 原类胡萝卜素是预防和治疗超重、肥胖、胰岛素抵抗及 2 型糖尿病的佼佼者。

对抗肥胖的领头羊：β-胡萝卜素

橘黄色的β-胡萝卜素堪称维生素A原类胡萝卜素家族的"领头羊"。人类食物中含量最多的维生素A原类胡萝卜素就是β-胡萝卜素，科学家普遍认为因为β-胡萝卜素有两个β-紫罗兰酮环，所以是哺乳动物摄取维生素A的优先来源（个别研究认为β-隐黄质因为含有羟基，可能是比β-胡萝卜素更好的维生素A来源）。

β-胡萝卜素在食物中的含量不是一成不变的，它受到了蔬果的品种、成熟度、生长环境、阳光照射、储存条件、食品加工工艺等条件的影响。

β-胡萝卜素最喜欢的目标就是脂肪组织，它影响着身体的脂肪含量，在其摄入量与体重之间存在直接联系。身体消耗的膳食β-胡萝卜素越多，积累的内脏和皮下脂肪就越少，也就是说β-胡萝卜素摄入量越高，体内的类胡萝卜素浓度就越高，身体的脂肪含量就越低。在一项针对成年人的研究中发现，当蔬菜、水果、全谷物和不饱和脂肪酸的摄入量增加时，成年人体内的类胡萝卜素浓度就会升高，体脂、高血压发生率和甘油三酯水平都会降低，所以我们可以得出结论：吃β-胡萝卜素有助于预防和治疗肥胖症。我们平时吃红色、橙色、黄色的蔬果越多，得到的膳食类胡萝卜素就越多，血液中β-胡萝卜素和β-隐黄质等血清类胡萝卜素的水平就越高，胰岛素受损也就越小，2型糖尿病的发病率就越低。

胰岛素抵抗会导致2型糖尿病和代谢综合征等各种代谢性疾病的发展，促使炎症发生和发展，还会使低密度脂蛋白胆固醇（LDL-C）和极低密度脂蛋白胆固醇（VLDL-C）水平升高。这两种胆固醇可以通俗地理解为"坏"胆固醇，会引起冠状动脉硬化，它们的水平越高，患冠心病的概率就越大。胰岛素抵抗还会降低大家喜欢的"好"胆固醇——高密度脂蛋白胆固醇（HDL-C）的水平。

β-胡萝卜素对改善胰岛素抵抗非常有帮助。科学家评估了膳食类胡萝卜素摄入量、血清类胡萝卜素浓度和葡萄糖耐量试验表现之间的关系后发现，β-胡萝卜素和番茄红素的摄入量呈现出与糖耐量反向的线性关系，也就是说，膳食β-胡萝卜素和番茄红素可以增加身体对胰岛素的敏感性。科学家给血清类胡萝卜素浓度较低的健康志愿者补充β-胡萝卜素和番茄红素后，发现志愿者的胰岛素敏感性都得到了不同程度的提高。β-胡萝卜素、维生素C、维生素E的组合更是显著缓解了糖尿病动物肾脏中的氧化应激，以及氧化应激涉及的所有疾病。

如果出于种种原因，无法吃到足够的新鲜蔬菜，用冷冻蔬菜或补剂替代可以吗？可以。有研究发现，补充冷冻蔬菜（每天300克，持续2周）的成年人血浆中类胡萝卜素浓度增加，尤其是β-胡萝卜素增加了56%，同时血浆中总胆固醇的浓度也降低了。补充含有0.05克β-胡萝卜素的β-胡萝卜素强化食品（每天

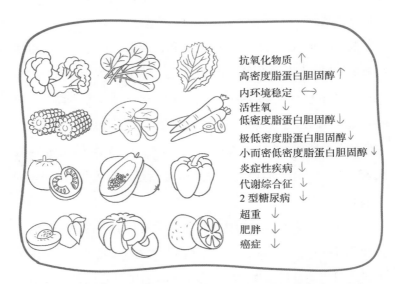

抗氧化物质 ↑
高密度脂蛋白胆固醇 ↑
内环境稳定 ↔
活性氧 ↓
低密度脂蛋白胆固醇 ↓
极低密度脂蛋白胆固醇 ↓
小而密低密度脂蛋白胆固醇 ↓
炎症性疾病 ↓
代谢综合征 ↓
2 型糖尿病 ↓
超重 ↓
肥胖 ↓
癌症 ↓

图 2-1　摄入膳食 β-胡萝卜素在预防多种代谢疾病和促进健康中的作用

3 次，共 6 周），在降低胰岛素抵抗的同时，还可以降低甘油三酯水平，以及 VLDL-C 和 VLDL 总量与 HDL-C 的比值。

纠正身体失调的能手：番茄红素

番茄红素是一种红色的天然色素，主要存在于番茄、南瓜、番石榴、木瓜等植物的成熟果实中。人体无法制造番茄红素，必须从食物中获取。番茄中的番茄红素并非含量最高的，却是最容易获得的。从颜色上看，番茄越红，其成熟度越高，番茄红素的含量也就越多，所以红色的番茄中番茄红素含量最多，其次是黄色的番茄，绿色的番茄中番茄红素含量最少。番茄经过热加工烹饪后，番茄红素的化学结构从全反式向顺式转变，造成番茄红素的含量上升了2~3倍，我们身体的吸收率也大大提高了。也就是说，熟番茄中番茄红素的含量要高于生番茄，并且身体吸收率更高。

我会建议来找我调整饮食的人在家里常备番茄，出差备好番茄，赴宴也要备好番茄。因为樱桃番茄的含糖量是普通番茄的两倍，所以这里所说的是大番茄，不是樱桃番茄。如果出于种种原因，正餐没有吃够足量的蔬菜，此时番茄完全可以满足身体对蔬菜的需求。用两三个番茄做一份番茄炒蛋，或者茄汁大虾、茄汁牛肉、茄汁鱼片，既保证了我们对蔬菜摄入的要求，又补充了蛋白质。就算你只喜欢吃生番茄，我也建议用热水烫一下再吃。把番茄头朝上放在碗里，用刀在番茄顶部划十字，将热水从十字处浇下去就能非常方便地去除番茄的皮，这是一种使身体更好地吸收番茄红素的简单又快速的方法。

微血管和视网膜病变是糖尿病最早的并发症，它们都是氧自由基诱导的脂质过氧化引起的，严重的话会直接损伤大脑，引起大脑早衰或痴呆。番茄红素能够抑制巨噬细胞中白介素–6等炎性物质的表达，降低脂质过氧化，降低高血糖，维持正常体重。

T淋巴细胞是机体最重要的免疫细胞群，糖尿病患者无论有无并发症，身体内的T淋巴细胞数量和活性都是异常的，处于免疫失调的状态。这时候的身体根本无法辨别分属"友善的自己"和"非己的敌人"的不同成分，会用身体的免疫力攻击自己、伤害自己。服用番茄红素后，番茄红素的抗氧化能力能够减弱T细胞介导的适应性免疫应答，尤其在改善糖尿病患者心血管并发症方面是非常有帮助的。

动物实验还发现，番茄红素的抗氧化作用对糖尿病大鼠的勃起功能障碍起到了有益的积极作用。

番茄红素、虾青素、藏红花素等类胡萝卜素能够保护神经系统，对抗氧化应激诱导的神经病变，改善神经行为异常和感知丧失，恢复学习和记忆的功能障碍。糖尿病脑病是一种糖尿病的并发症，有50%的糖尿病患者会因为高血糖而导致大脑海马区功能下降、神经病变，感知丧失，痛觉过敏或出现异常的疼痛。高血糖破坏了机体的氧化和抗氧化的平衡，高浓度的超氧化物和一氧化氮结合形成了过氧亚硝酸盐。过氧亚硝酸盐是一种炎症、癌症和神经退行性疾病的关键致病因子和生物标志物，也是引起运动和感觉神经传导缺陷及周围神经能量缺乏的诱导剂，它会给脂质、蛋白质、DNA（脱氧核糖核酸）等造成不可逆转的损伤。高血糖诱导的氧化应激还会造成脑内胰岛素抵抗。番茄红素可以减轻高血糖诱导的氧化应激产生的痛感，并且对果糖诱导的学习和记忆障碍表现出非凡的逆转作用，能够改善认知能力的下降。

护眼"神器": 叶黄素

金灿灿的叶黄素是植物细胞叶绿体中的一种天然黄色色素，在光合作用中起到收集光能的作用。秋风将植物中的叶绿素分解后，我们才得以看到这抹灿烂的黄色。

叶黄素是一种对我们的眼睛来说非常重要的抗氧化剂，能够帮助眼睛的视网膜抵御紫外线的伤害。但是，人类及哺乳动物不能自行合成叶黄素，必须通过食物来获取。蛋黄是叶黄素的重要食物来源，蛋黄中的叶黄素不仅含量是所有食物中最高的，吸收率也是最高的。玉米、甘蓝、南瓜的叶黄素含量同样很高，但生物利用率要低于蛋黄中的叶黄素。

叶黄素、β-胡萝卜素、玉米黄素、番茄红素等类胡萝卜素，在我们的眼组织中浓度都不低，是视网膜和晶状体中仅存的类胡萝卜素，其中玉米黄素和叶黄素分别是中央凹和周边视网膜中最重要的类胡萝卜素。我们可以把视网膜想象成传统照相机的底片/胶片，视网膜中央有个很小的区域叫作黄斑，黄斑中央有个更小的区域叫作中央凹——这里积聚了绝大多数的视锥细胞，专门负责视力的高清成像。视网膜的厚度不均，中央凹最薄，是视觉（辨色力、分辨力）最敏锐的区域，也是玉米黄素和叶黄素最重要的分布区域，它们保护着感光细胞免受蓝光的光毒性影响。

糖尿病视网膜病变是糖尿病非常常见的微血管并发症之一，而氧化应激和炎症是病变发生和发展的两个决定因素。高血糖诱导活性氧（ROS）的累积，引起炎症趋化因子的释放增加，正常的细胞代谢遭到破坏，从而诱发了视网膜病变。

叶黄素可以抑制炎症，因此在预防视网膜病变方面具有"天花板"的地位。单独摄入叶黄素或玉米黄素，都能显著降低患白内障的风险。

类胡萝卜素血浆浓度和白内障、黄斑变性等眼部疾病之间存在着直接联系。一项大型横断面研究显示，叶黄素、玉米黄素和番茄红素的浓度与糖尿病视网膜病变呈负相关关系，服用类胡萝卜素可以改善糖尿病视网膜病变患者的黄斑水肿，帮助恢复视力。配合服用叶黄素和玉米黄素，可以使患白内障的风险降低多达19%；服用更多叶黄素或玉米黄素的女性患者患白内障的风险更低。一项临床研究提示，服用叶黄素、β–隐黄质、番茄红素、玉米黄素和α–胡萝卜素，可以降低患原发性开角型青光眼的风险。

强大的抗氧化剂队伍

岩藻黄质、虾青素、胭脂红、藏红花素都属于类胡萝卜素，也是强大的抗氧化剂。岩藻黄质、虾青素、胭脂红可以降低血糖水平；胭脂红和藏红花素组合则能够增强对胰岛素的敏感性；胭脂红和虾青素组合可以预防高血糖诱导的氧化应激，以及随之而来的并发症；虾青素和藏红花素都能够预防氧化应激诱导的神经病变，改善神经行为异常和感知丧失，并恢复学习能力和记忆功能。

超强氧化剂："多面手"虾青素

虾青素主要存在于虾、蟹、鱼、鸟的羽毛和肉冠，以及一些藻类和真菌等生物中，让这些生物或相应部位呈现出绚烂的红色。不过，无论是甲壳动物、鸟类，还是鱼类，其实都不具备合成虾青素的能力，它们食物链中的藻类才是虾青素的真正来源。当藻类（如雨生红球藻）的生长环境非常舒适的时候，它们细胞中的叶绿素增多，细胞呈绿色；而当它们处在高光、营养缺乏、高盐等环境中时，虾青素的生物合成途径就被激活了——光合作用在羟化酶和酮化酶的作用下形成虾青素分子。虾青素存在于虾、蟹等活体组织中的时候会与蛋白质结合，呈蓝青色。久存或煮熟后，蛋白质变性，与虾青素分离，同时虾青素发生氧化，因此烹饪后的虾和蟹呈现砖红色。

虾青素分子中的 11 个共轭双键赋予它极强的抗氧化能力，比 β-胡萝卜素、叶黄素、玉米黄素等维生素A原类胡萝卜素还要强大。作为超强抗氧化剂，虾青素保护了胰岛 β 细胞，能够刺激胰岛素分泌，降低血糖浓度，改善血清葡萄糖耐量的异常，就连高饱和脂肪膳食结构的人群也能够获得虾青素对血糖改善的益处。虾青素在治疗糖尿病及其并发症方面很有前景，我们完全可以安全地摄取。

看着我长大的邻居大叔患有代谢综合征，记忆中大叔每天大把大把吃药。其实，代谢综合征是机体的蛋白质代谢、脂肪代谢、碳水化合物代谢紊乱，各种代谢混乱集于一身，使得身体出现了一系列变化，包括肥胖、胰岛素抵抗、血糖增高、血压增高、尿酸增高、血黏度增高、血脂异常、脂肪肝、高胰岛素血症等。这些紊乱的代谢会一步一步，慢慢发展成糖尿病和心脑血管疾病。所以，糖尿病并不是一种孤立的疾病，而是代谢综合征的组成部分之一。

大叔在心脏支架手术后找到我。服过兵役的大叔真的非常自律，按照我的要求调整每餐的膳食结构组成。现在他体型标准，可以连续做30个俯卧撑，服用的药量也在临床医生的要求下逐步减少，直到医生告诉他不用继续看病了。

我对大叔的要求只有三点：每顿饭都要吃足量的叶菜类蔬菜，特别是菠菜、芝麻菜、西蓝花，以及海洋中的植物（如海带、裙带菜等）；每顿饭吃合适比例的优质蛋白质食物；做到分盘、分餐、按规定的顺序吃饭。考虑到大叔除了血糖高以外，脾气也比以前暴躁，尿酸和收缩压都有些偏高，我特别要求大叔在烹饪蔬菜之前，先把蔬菜放在加了几滴盐和几滴油的沸水里面余一下水，再根据喜欢的方式和口味进行烹饪。海带、裙带菜不仅富含有机碘，更有丰富的虾青素，每周需要吃两三次。在优质蛋白质的选择上，我让大叔更偏向选择红虾、明虾、三文鱼、金枪鱼、鲳鱼，每个星期必须吃两次沙丁鱼。这些鱼虾以藻类为食物，它们都含有丰富的虾青素，每千克中含有 10~100 毫克的虾青素。

表 2-5　常见水产食物中虾青素的含量

种类	含量（毫克每千克）	其他
虾蟹类	80~100	虾蟹类食物虾青素含量最高，食用软壳蟹或者虾皮都可以摄取大量虾青素
鱼类	40	鱼是日常生活中最常见的食材之一，虾青素含量最高的鱼类包括鲤鱼、鳕鱼、三文鱼、金枪鱼等
贝类	10	贝类食物的虾青素含量较低，其中扇贝、田螺、鲍鱼、青蛤、淡菜等虾青素含量会稍微高一些

虾青素的作用是维护脂肪代谢和碳水化合物代谢，通过激活胰岛素受体下游信号传导，调节己糖激酶、果糖-1,6-双磷酸酶、葡萄糖-6-磷酸酶、糖原磷酸化酶和丙酮酸激酶的活性，从而增加胰岛素敏感性，降低血糖和甘油三酯水平，提高血清高密度脂蛋白胆固醇和脂联素水平，并且对肾脏和肝脏起到保护作用。这种机制和后面要讲到的岩藻黄质非常类似。

作为天然的抗氧化剂，虾青素能帮助人体建立抵抗氧化应激的防线。机体内产生的自由基和抗氧化系统之间处于一种平衡状态，当自由基的产生和消除之间的动态失衡时，就会诱发氧化应激。抗氧化系统里主要的抗氧化酶包括超氧化物歧化酶、过氧化氢酶、谷胱甘肽过氧化物酶和谷胱甘肽还原酶。当血糖水平升高时，高浓度的葡萄糖诱导产生自由基，激活巨噬细胞和中性粒细胞释放大量的活性氧，抗氧化酶根本来不及消除如此巨量的自由基，自由基产生和抗氧化系统之间的平衡就被打破了，以致蛋白质、脂质和核酸等细胞成分遭受氧化损伤，慢性炎症产生，进而导致胰岛素分泌受损，胰岛素抵抗增加。虾青素可以通过它的天然抗氧化能力，减少肝脏中由活性氧诱导的脂质过氧化，调整高血糖期间的一系列生化和代谢变化，降低患糖尿病及其并发症的风险。

虾青素还能够保护糖尿病患者的肾脏。动物实验显示，连续服用虾青素 12 周后，肾脏的氧化应激损伤得到了逆转。据报道，虾青素和 α-生育酚（维生素 E 的一种形式）组合对肾组织有显著的保护作用，能够缓解高血糖引起的氧化压力。高血糖也是糖尿病患者高发口腔疾病的原因，而辅助摄入虾青素可以预防和治疗糖尿病患者的一些口腔并发症。虾青素、叶黄素、玉米黄素组合服用，可以防止糖尿病诱导的视网膜损伤，逆转眼内脂质的过氧化。

虾青素充当了我们体内"警察"的角色。高血糖导致中性粒细胞产生大量的自由基，降低了中性粒细胞的吞噬能力，虾青素阻止这些自由基（活性氧和活性氮）的产生，让中性粒细胞恢复其吞噬细菌的能力，重获天然抵抗力。

虾青素随时保护和调节着我们的免疫系统。淋巴细胞是体积最小的白细胞，是淋巴系统几乎全部免疫功能的主要执行者，是对抗外界感染和监控体内细胞变异的一线"士兵"。高血糖诱导的自身免疫障碍和慢性炎症在 1 型糖尿病病程发展中起着关键的作用，虾青素能恢复大鼠淋巴细胞中的氧化还原平衡，增强淋巴细胞的分化增殖能力，逆转氧化应激诱导的淋巴细胞的变化。

虾青素还能够消除大脑炎症，并且增强学习和记忆能力。高血糖诱导的炎症引起中枢神经系统的神经元出现凋亡的现象，这又增加了大脑皮质海马区中的炎性物质水平，影响学习和记忆能力。研究发现，虾青素能够降低糖尿病大鼠的大脑皮质海马区中炎性物质的活性，这也说明了摄入虾青素可以改善高血糖诱导的大脑炎症，修复学习和记忆能力方面的缺陷。

预防动脉粥样硬化：胭脂素

红木是一种原产于热带美洲的灌木，由于其种子呈现出鲜艳的红色，又名"胭脂木"。这种艳丽的红色正是类胡萝卜素赐予的，红木所含的类胡萝卜素中有 80% 是胭脂素，这种树也常被用于提取胭脂素这种类胡萝卜素。

胭脂素是一种具有抗糖尿病效用的类胡萝卜素。动物实验显示：补充胭脂素 30 天后，就会出现明显的降血糖效应。胭脂素的降糖机制和虾青素类似。游离脂肪酸增加的氧化应激会促进糖尿病的病情发展，而胭脂素是预防动脉粥样硬化的良好选择，服用胭脂红能够降低甘油三酯、低密度脂蛋白胆固醇、白介素-6水平。

降糖护肾：藏红花素

在海拔 5 000 米以上的高寒地区有一种娇艳而神秘的紫色花朵，每朵花中有三根顶着深红色柱头的雌蕊，这三根雌蕊制成中药就叫藏红花，古时候只有皇室和贵族才有机会享用。藏红花的珍贵不仅在于稀少，更源于其深红色柱头内的藏红花素。这种水溶性的类胡萝卜素是一种具有神奇功效的天然红色色素。藏红花素主要分布在鸢尾科的番红花（又称藏红花、西红花）、茜草科的栀子、马钱科的密蒙花、木樨科的夜花、菊科的牛蒡、百部科的蔓生百部和豆科的含羞草等植物中，散布于花朵、果实、柱头、叶和根等部位。不同植物及同种植物的不同部位中，藏红花素的含量差异比较大，比如：番红花的藏红花素主要集中在柱头，而栀子中的藏红花素主要在果肉中。藏红花素能够通过增加胰岛素敏感性来降糖，通过减少肝脏和肾脏的脂质过氧化来保护肝脏和肾脏。

如果我们的膳食以饱和脂肪酸为主，它就会通过抑制葡萄糖转运来引起胰岛素抵抗。藏红花素可以逆转饱和脂肪酸诱导产生的胰岛素抵抗，促进葡萄糖摄取，增加脂联素（一种胰岛素增敏激素）水平，增加胰岛素的敏感性。

糖尿病是肾病的主要诱发因素，这一点已经得到公认。肾脏在血液中高浓度葡萄糖的长期影响下，逐渐出现肾小球基底膜增厚、细胞外基质蛋白稳态下降、微动脉瘤形成、系膜结节形成等病变。由于糖基化终末产物的全身性积累，糖尿病肾病中晚期的患者会随着病程发展而出现高血压和肾小球内压升高。藏红花素的显著抗氧化作用，已经被用于降低血清肌酐和血尿素氮水平，以及预防和治疗糖尿病肾病、肾小管炎症和坏死、肾功能衰竭。服用藏红花素，还能够逆转高血糖诱导出现的学习能力和记忆功能障碍。

岩藻黄质

岩藻黄质又被称为藻褐素、墨角藻黄素，存在于各种藻类（褐藻、硅藻、金藻及黄藻等）、海洋浮游植物、水生贝壳类中，颜色从淡黄色变化至褐色。

富含岩藻黄质的裙带菜能够帮助超重、肥胖人士，将他们的高血糖和胰岛素分泌水平恢复到正常范围。富含岩藻黄质的饮食减少了白色脂肪组织中的巨噬细胞浸润，上调了胰岛素受体mRNA（信使核糖核酸）水平，上调了骨骼肌GLUT4（葡萄糖转运体4）的mRNA的表达，增加在调节GLUT4易位中起关键作用的Akt（激酶）磷酸化，抑制AGE（晚期糖基化终末产物）形成，最终降低血清高葡萄糖和血浆高胰岛素水平。

第3章
让身体充满活力的B族维生素

B族维生素是一个不提供任何能量的庞大家族，但我们会在很多销售平台看到它们被冠以"增加能量"的功效。事实上，当你疲惫不堪的时候，补充B族维生素后真的能够提神，是不是很神奇？

2015 年，我参加了单位组织的运动会，我的参赛项目是 50 米蝶泳和 200 米混合泳。由于工作繁忙，我还要辅导孩子学习，平时没有太多时间练习，仅在比赛当天热身了几分钟。我的比赛项目时间是下午，2 个项目之间相隔 1.5 个小时。第一个项目是 50 米蝶泳，借助从小打下的游泳基础，我很轻松地拿下了第一名。但是由于平日缺乏训练，50 米蝶泳消耗了我大部分的体力，赛后我感觉很疲倦。于是，我吃了一根香蕉，服下 2 粒复合维生素B，不到半个小时，精神就恢复了大半。第二个项目是 200 米混合泳，我拼力一搏，又得到了该项目的第一名。

B族维生素属于微量元素，不能给我们的身体提供任何能量，因为我们的能量都来自碳水化合物、蛋白质、脂肪等宏量营养素。但是，身体代谢宏量营养素的时候，必须借助B族维生素的力量，才能完成从食物到供能和维持生命活动的过程。

B族维生素还是"抗压维生素"，当过度疲劳或遇到心理压力、额外的身体压力的时候，它们能够帮助我们得到更多的营养，就像我参加那场游泳比赛时，复合维生素B让我承受住了额外的体力付出和想得到好名次的精神压力，让我的大脑思维更加集中、有效地控制我的肌肉，用完美的泳姿弥补了缺乏爆发力的弱势，最终得到了我想得到的名次。

神奇的B族维生素大家族

B族维生素堪称豪门大户，不仅家族成员众多，而且个个本领高强。最常见的B族维生素总共有8种：维生素B_1（硫胺素）、维生素B_2（核黄素）、烟酸（维生素B_3）、泛酸（维生素B_5）、维生素B_6（吡哆素）、生物素（维生素B_7）、叶酸（维生素B_9）和维生素B_{12}（钴胺素）。

我国历次国民营养与健康状况调查发现，在中国有相当比例的人处于B族维生素轻度缺乏的状态。为什么生活越来越好，我们反而缺营养了呢？造成这个问题的原因有很多，我们的"精致"饮食习惯是造成B族维生素缺乏的主要原因。谷物类食物可以为我们提供大量的B族维生素，而现代人吃的谷物类食物比我们的祖辈更精细。为了增加加工食物的软糯口感，天然食物被越来越精细地加工，其中的大部分B族维生素也在加工过程中被破坏、去除，或者被提取后转作其他用途了，所以我们现在吃到的加工食物所含的B族维生素确实没有祖辈吃到的食物里那么多。

还有一些B族维生素自身的原因，比如：B族维生素都是水溶性维生素，我们的身体无法自行合成，它们也不能在我们的身体内储藏，食物中多余的B族维生素会被肾脏完全排出体外。

当身体缺乏B族维生素的时候，整个身体的机能会慢慢退化，这些变化对成年人来说可能不容易被注意到，但是对处于生长发育中的婴幼儿、儿童、青少年来说，缺乏B族维生素会严重影响到孩子的生长速度，出现严重的生长缓慢现象。如果你是一位关注孩子且陪伴在孩子身边的家长，就很容易注意到这个现象：孩子长得没有周围同龄的小朋友高，甚至不爱吃东西，食欲没有其他孩子那么旺盛。如果你的孩子总是挑食，老抱怨食物没有味道，就需要注意孩子是不是缺少B族维生素了。

有一位高三学生的妈妈来找我，她对于孩子进入高三后上课嗜睡的问题感到无能为力。我让她把孩子连续三天在家吃的饭菜拍照给我看一下，因为孩子中午在学校吃，我只看到了这个孩子连续三天的早餐和晚餐。我发现，孩子不挑食，妈妈给什么就吃什么，几乎顿顿都会"光盘"，繁重而紧张的学习也让孩子没有太多吃零食的时间。从三天的食物摄入看，对一个高三的孩子来说，总体的食物摄入量不多，蛋白质和蔬菜的摄入量都是不足的，更没有看到贝壳类食物和海洋动植物食材，所以这个孩子的身高不高；由于没有摄入足量蔬菜，孩子因为B族维生素不足而造成上课没有精神；锌摄入量不足降低了孩子听课的集中程度和注意力持续性，ω-3脂肪酸储备不足也会给孩子飞速运转的大脑"拖后腿"。孩子妈妈听了我的说法之后才明白，原来不均衡的饮食对孩子的学习造成了如此巨大的不利影响，赶紧调整孩子三餐的菜谱。

脚气病？第一个被发现的B族维生素

海军和鸡，听起来是完全不相干的两件事情，却因为维生素B_1而被一起写进了历史。100多年前，人们遇到了一种奇怪的疾病，得了这种病的人会全身浮肿，肌肉疼痛，四肢无力，饭也吃不下，觉也睡不着，甚至无法走路，最终死亡，医生称之为"脚气病"。这是一种多发性神经炎，在海军中流行，让当时高明的军医也束手无策。而我们熟悉的足癣是一类真菌感染导致的皮肤病，又称为"脚气"。一字之差，让一部分人搞不清二者的区别。

表 3-1　脚气病和脚气的区别

类别	脚气病	脚气
病因	缺乏维生素B_1	真菌感染
疾病发生部位	全身性疾病	足部疾病
有无传染性	无	有

医生还发现，鸡舍的鸡会暴发脚气病，得了脚气病的鸡会出现痉挛，并且精神萎靡不振，步态不稳，严重的还会死亡。不过，医生发现了一个有趣的现象：如果饲养员用患脚气病的病人吃剩下的饭喂鸡，鸡就会一批又一批生病死去；而给鸡喂食普通的鸡饲料，鸡群仍会保持健康。由于喂鸡的饲料大部分是米糠，医生尝试着用浸泡米糠的水给患脚气病的人喝，就像仙丹一样药到病除。医生恍然大悟，脚气病可能是由于米饭过于精细、缺少某种营养物质而造成的疾病。10 年后，科学家用不同的方法从米糠中提取到了一种白色的结晶体，就是我们现在说的维生素 B_1。随着科学家不断取得相关发现，他们把一批维持生命必不可少的重要物质统称为"B族维生素"，又按照发现时间的先后，用阿拉伯数字进行标记。

维生素 B_1，又称硫胺素，是第一个被发现的B族维生素，也是我们体内一种重要的生物催化剂，以辅酶的形式参与各种酶系统的活动。维生素 B_1 缺乏症又称脚气病，主要影响神经和心血管系统，可表现为疲倦、下肢软弱无力和沉重感、体重下降、消化不良和便秘，还可能伴有头痛、失眠、不安、易怒、工作能力下降、健忘等神经系统症状和心电图异常表现。湿性脚气病患者会表现出下肢水肿的症状，严重时甚至发展至全身水肿。由于维生素 B_1 的食物来源丰富，成人维生素 B_1 缺乏症的报告不多，但重症患者进展快，可能在短时间内死亡。

维生素 B₁ 的生理作用

维生素 B_1 能够促进血液循环，辅助糖类代谢，增强能量的代谢。

（1）使大脑功能发挥到最佳状态

（2）降低抑郁症的发生风险

（3）降低神经系统性疾病发生风险

（4）促进生长发育

（5）增强食欲

（6）增强学习能力

（7）抵抗衰老

照镜子
☑ ☐ ☐

对照一下，如果你有以下症状，可能存在缺乏维生素 B_1 的问题：

（1）神经肌肉系统：脚气病、神经过敏、手足麻木疼痛、动作不协调、有麻刺感、肌肉疼痛无力、下肢浮肿、肌肉萎缩

（2）消化系统：肝肿大、胃肠功能紊乱

（3）呼吸系统：呼吸困难

（4）精神系统：沮丧易怒、性格改变

（5）其他：全身衰竭、体重严重下降、疲劳、健忘、便秘、易怒、食欲下降

维生素 B_2：抑制细胞衰老

维生素 B_2 又叫核黄素，是 B 族维生素大家庭中第二个被发现的成员。维生素 B_2 是在牛奶中发现的，与牛奶有着不解之缘。

维生素 B_2 能够抑制细胞衰老。身体老化是指组成身体的细胞老化，衰老相关研究显示，活性氧爆发、DNA 损伤等各种类型的压力、细胞分裂后染色体末端端粒区域变短等因素都会引发细胞衰老，衰老的细胞随着年龄增长在体内积聚，具有导致身体每个器官功能衰老的有害能力。防止衰老细胞积累，就可以预防或改善随着机体变老而越发频繁发生的与年龄有关的疾病，如癌症、心血管疾病、阿尔茨海默病、高血压、糖尿病。维生素 B_2 是关乎机体能量生成和维持代谢的重要维生素，有研究发现，增加处于应激环境中的细胞培养液中维生素 B_2 的含量，细胞抵抗衰老的能力就会随着培养液中维生素 B_2 含量的增加而增强。维生素 B_2 可以转化成黄素腺嘌呤二核苷酸，这是一种辅酶，能促进生物的能量产生过程，增加处于压力下的细胞线粒体活动，从而保持高水平的抗衰老活性。

维生素 B_2 缺乏易引起口角炎。维生素 B_2 是一种现代饮食结构中比较容易缺乏的 B 族维生素。很多年轻女孩、老人，到了秋冬季节就很容易嘴角开裂，这种开裂现象不仅发生在嘴角，嘴唇上也会起皮开裂，还不容易痊愈，即使整个嘴唇涂了润唇膏，也要在嘴唇的外围再涂一圈才会感觉舒服一点儿，这就是缺乏维生素 B_2 引起的。缺乏维生素 B_2 还会让我们的脸颊出现血管充血的现象，这种充血现象和自然红润的脸颊完全不一样，缺乏维生素 B_2 的时候，脸颊处的微血管清晰可见，会看到局部的泛红现象。

维生素 B_2 与"上火"的关系。很多人身体不舒服的时候，喜欢说自己"上火"了，现代医学将口腔溃疡、咽炎、扁桃体炎、尿路感染等炎症和局部感染视为"上火"的一种表现。从营养角度看，辣椒、羊肉、白酒等食物进入人体后，会扩张毛细血管，加速血液流动，加速消耗维生素 B_2，当维生素 B_2 被快速消耗又得不到补充时，就会出现牙龈肿痛、肛门肌肉充血肿胀等"上火"症状，只要马上到药房花几元钱购买维生素 B_2 补充剂，服用足量后，症状就会很快消失。

维生素 B_2 缺乏的现象在婴幼儿和儿童以及孕妇中比较普遍。婴幼儿和儿童生长速度快，代谢旺盛，容易缺乏维生素 B_2，长期缺乏会导致孩子生长迟缓，造成轻度、中度缺铁性贫血。维生

素 B_2 能够促进发育和细胞再生，对于胎儿发育有促进作用，因此妊娠中、哺乳期及服用避孕药的妇女需要更多地吃一些维生素 B_2 含量丰富的食物。

维生素 B_2 的生理作用

维生素 B_2 辅助糖类、脂肪、蛋白质的代谢，协助红细胞的形成，帮助机体产生抗体。

（1）增强抵抗力

（2）促进生长发育

（3）缓解眼睛疲劳，预防白内障

（4）治疗心绞痛、偏头痛、口腔溃疡

（5）促进机体对铁的吸收，预防贫血

照镜子
☑ □ □

对照一下，如果你有以下症状，可能存在缺乏维生素 B_2 的问题：

（1）皮肤黏膜：口角炎、皮炎、舌炎、脂溢性皮炎、结膜炎和角膜炎

（2）消化系统：消化不良

（3）其他：生长迟缓、反应迟钝

富含维生素 B$_2$ 的食物来源

奶酪、蛋黄、鱼、豆类、肉、奶、家禽、菠菜、全谷物、酸奶、芦笋、花椰菜、抱子甘蓝、海带、绿叶蔬菜、蘑菇、坚果、豆瓣菜、苜蓿等

烟酸：高脂血症的特效药

很多人喜欢吃烤玉米，诱人的香气、黄金般的色泽、或甜或黏的味觉体验，都让人难以抵抗。我小时候喜欢横着一粒一粒啃玉米，啃出螺旋形、直条形的图案，在获得那份快乐的同时，吃相已经不那么重要了。

玉米是人类的主食之一，但玉米并不是营养全面的食物，缺少烟酸（曾称维生素 B$_3$、尼克酸）。人体缺少烟酸时的典型症状被描述为 4 个"d"，即 diarrhea（腹泻）、dermatitis（皮炎）、dementia（痴呆）和 death（死亡）。缺乏烟酸的人，皮肤会呈现出对称的红斑和水肿，裸露的皮肤被阳光照射后会变黑、变硬、脱落、流血；随着病情进展，皮肤逐渐变得粗糙且呈鳞屑状，手臂就像戴了手套，腿部就像穿了靴子一样，颈部裸露的部位形成"卡萨尔项链"的外观；晚期会逐渐出现胃肠道症状，甚至周围及中枢神经系统受到损害（表现为神经错乱、癫痫发作、意识

模糊、谵妄），直至死亡。所以，烟酸缺乏症又被称为糙皮病或癞皮病，不过仅通过补充烟酸就能彻底解决。美国曾因糙皮病大流行造成 10 万人死亡，美国公共卫生局医生约瑟夫·戈德伯格受命查清席卷美国南部地区的糙皮病病因，他发现糙皮病是因为大量食用玉米等相对便宜且饱腹感强的食物而造成的一种营养不良疾病，于是他在食物中强化营养，问题很快就解决了。随后科学家证明补充烟酸可以预防糙皮病，从此，"强化烟酸"成为美国食品饮料的传统，至今很多强化食品中仍保留着添加烟酸的传统。

烟酸能治疗高脂血症。近年来，胰岛素抵抗诱发的脂质代谢异常越来越多。脂质代谢异常是心血管疾病动脉粥样硬化的主要原因，而使用药物处理脂质代谢异常是最常见的临床方法。动物实验显示，对高胆固醇血症型糖尿病、高胆固醇血症型非糖尿病大鼠来说，烟酸是增加高密度脂蛋白胆固醇，降低血清总胆固醇（TC）、甘油三酯、低密度脂蛋白胆固醇和血清总胆固醇水平的最有效药物。烟酸可以促进脂质代谢，辅助治疗高脂血症。几十年来，烟酸一直被用于治疗甘油三酯水平高和高密度脂蛋白胆固醇水平低的患者以及脂蛋白（a）浓度升高的患者，但需要注意烟酸有导致脸颊潮红的副作用。

大量烟酸能治疗精神分裂症。在所有 B 族维生素中，维生素 B_1、维生素 B_2、烟酸和维生素 B_{12} 与精神状态恶化的关系最为明确。在关于缺乏烟酸的人类实验中，实验参与者首先出现的是心理方面的反应，原本坚强乐观、积极进取的人，突然像变了一个人，变得懦弱、忧郁、健忘、恐惧不安、焦虑多疑、思维混乱、特立独行。在补充了烟酸后，所有的这些症状都消失了，实验参与者恢复正常。疾病对中枢神经系统的影响，始于神经衰弱，随后出现精神病症状，包括迷失方向、记忆力减退和思维混乱。有医生认为，大量烟酸可以治疗精神分裂症。如果肾上腺功能正常并且保证饮食中蛋白质、维生素 B_2 和维生素 B_6 的足量摄入，那么蛋白质中的色氨酸也可以转化成少量的烟酸。有些潜在的病人无法正常利用烟酸，原因很可能是肾上腺衰竭。这种潜在疾病会在一个人压力过大的时候突然发作，让他精神崩溃。我们特别需要关注生长迅速的青春期，这个时期人体对营养素的需求量最大，所以危险性最高。

烟酸可用于治疗偏头痛。偏头痛又称神经性血管疼痛，是由于头部血管发生持续性痉挛所引发的疼痛，临床上非常常见。有研究证实了烟酸对偏头痛和高磷血症的有益作用；烟酸具有较强的扩张血管的作用，可以通过扩张外周血管治疗偏头痛。

烟酸的生理作用

烟酸参与糖类、脂肪、蛋白质代谢，维护神经系统的正常生理机能，参与胆汁及胃液的合成。

（1）降低胆固醇水平，改善脂质代谢

（2）提高记忆力

（3）维护皮肤健康

（4）辅助治疗精神类疾病和心理疾病

（5）预防青光眼

（6）治疗偏头痛

照镜子

☑ □ □

对照一下，如果你有以下症状，可能存在缺乏烟酸的问题：

（1）皮肤和口腔：糙皮病、口疮、口臭、皮炎、皮疹

（2）神经和精神系统：头痛、痴呆、失眠、抑郁、眩晕、易疲劳、肌无力

（3）消化系统：消化不良、食欲缺乏、低血糖

富含烟酸的食物来源

动物肝脏、啤酒酵母、花椰菜、胡萝卜、干酪、玉米面、蒲公英、枣、蛋、鱼、奶、花生、猪肉、麦芽、全麦食品、马铃薯

泛酸：肌肤的灵魂伴侣

泛酸曾称维生素B_5，"泛酸"这个名称形象地说明它广泛存在于动植物中。在目前已知的食物中都有泛酸的身影，所以目前暂未发现人类患有泛酸缺乏症。

泛酸能够修复皮肤的屏障作用。早在伤亡严重的"二战"时期，人们就已经发现泛酸能够很好地帮助伤口愈合、保湿并恢复皮肤的屏障功能。临床试验发现：泛酸的衍生物泛醇（维生素原B_5）可以有效提高皮肤的含水量，通过修复皮肤屏障，减少经由皮肤流失水分的速度（表皮失水率），神奇的是只需要1%浓度的泛酸就足够达到以上目的。泛酸还能控油去痘，其原理是通过增加辅酶A的数量，促进新陈代谢，来控制油脂分泌，也就是说，即使是敏感肌使用也没问题。当你的皮肤出现了瘙痒、灼痛、干燥发红等症状的时候，尝试着使用泛酸，可以很好地改善这些不适的症状。

泛酸通过激活褐色脂肪组织来实现减肥。肥胖和胰岛素抵抗形成一个恶性循环，最终会导致一系列代谢性疾病的发生。褐色脂肪组织（又称棕色脂肪组织）是机体适应性产热的主要位点，能参与能量消耗而产热，在肥胖疗法领域始终受到科学家的极大关注。研究发现，泛酸能够刺激机体中褐色脂肪的产生，高脂饮食的实验动物服用泛酸后表现出整体脂肪水平下降，皮肤和肝脏中的脂肪水平降低，血液中的胰岛素水平下降，对胰岛素的耐受性得到了改善，这将是治疗人类肥胖、2 型糖尿病和相关代谢性疾病的潜在疗法。

泛酸补充剂被用于治疗阿尔茨海默病。阿尔茨海默病是年龄相关性神经变性和痴呆最常见的原因，研究发现患者的大脑存在严重的泛酸缺乏现象，其中海马区、内嗅皮层和颞中回这些部位更加严重。泛酸在所有器官（包括大脑）的新陈代谢中起着关键作用，其中大脑缺乏泛酸会引起神经变性和痴呆，可喜的是通过口服适当剂量的泛酸可以预防，甚至在早期阶段可以逆转。

泛酸的生理作用

泛酸协助糖类、脂肪、蛋白质及能量代谢，维持消化系统的正常运转。

（1）消除身体紧张状况，增强机体的抗压能力

（2）增强体力

（3）预防贫血

照镜子　对照一下，如果你有以下症状，可能存在缺乏泛酸的
☑ □ □　　问题：
　　　　　失眠、疲劳、头痛、有刺痛感

富含泛酸的食物来源

牛肉、啤酒酵母、蛋、鱼、新鲜蔬菜、动物肾脏、肝脏、豆类、蘑菇、坚果、猪肉、蜂王浆、咸水鱼、全黑麦面粉、全麦食品

维生素 B_6：止吐能手

维生素 B_6 是 B 族维生素中的主力成员之一，同样是在小鼠得了糙皮病后引起了科学家的注意从而被发现。维生素 B_6 又称吡哆素，包括吡哆醇、吡哆醛及吡哆胺，在体内以磷酸酯的形式存在。人体肠道内的细菌可以合成极微量的维生素 B_6。

如果因为吃坏肚子而呕吐，去医院静脉注射，就会发现医生开具的静脉注射药物中有维生素 B_6。如果去问医生维生素 B_6 的作用，医生常会用"止吐"两个字回答。朋友因为"孕吐"到医院治疗后，医生同样开了维生素 B_6 静脉注射。临床上常用维生素 B_6 制剂治疗呕吐和防治妊娠呕吐。

维生素 B_6 有利于心血管健康。高同型半胱氨酸血症是心脑血管疾病、血栓形成和高血压的独立危险因子，如果身体缺乏维生素 B_6，就可能会发病，还会造成巨幼红细胞贫血。维生素 B_6 参与维生素 B_{12} 和叶酸的代谢，参与同型半胱氨酸的分解，所以我们针对高同型半胱氨酸血症患者人群，会建议患者在均衡饮食的基

础上，通过适量补充叶酸、维生素B_6、维生素B_{12}来有效降低血浆中同型半胱氨酸的含量，以达到更好地控制血压、保护血管的目的。

维生素B_6参与氨基酸的代谢。维生素B_6是人体内某些辅酶的组成成分，参与多种代谢反应，尤其是和氨基酸代谢有密切关系。维生素B_6参与血红素的合成，临床上常用作预防贫血的辅助治疗药物。维生素B_6参与色氨酸合成烟酸的过程，能预防糙皮病。维生素B_6参与氨基酸和脂肪的代谢，可以用于治疗白细胞减少症，刺激白细胞生成。它还有助于修复口腔溃疡等。

维生素B_6能减少焦虑和抑郁。维生素B_6参与重要神经介质（5-羟色胺、牛磺酸、多巴胺、去甲肾上腺素和γ-氨基丁酸）的合成，促进情绪稳定，减轻焦虑和抑郁。维生素B_6的作用相对于抗抑郁药要弱一些，无法完全代替药物，但作为一种营养补充剂辅助治疗，可以使患者获得更多的益处。

维生素B_6在临床上还常用于治疗小儿惊厥、婴儿喘憋、帕金森病、智力发育迟滞等疾病，还用于治疗光敏性皮炎，拯救雄激素性脱发。

不过，长期大剂量补充维生素B_6会增加肺癌的发生风险。

维生素B_6的生理作用

维生素B_6参与机体正常发育，参与不饱和脂肪酸的代谢、氨基

酸的脱羧和色氨酸合成，以及含硫氨酸的代谢。

（1）治疗妊娠糖尿病

（2）增强免疫力

（3）抗惊厥

（4）抗血栓形成

（5）维护机体生长发育

照镜子

✓ □ □

对照一下，如果你有以下症状，可能存在缺乏维生素 B_6 的问题：

（1）神经和精神系统：头痛、惊厥、恶心、抑郁、眩晕、易激惹、有刺痛感

（2）血液系统：贫血

（3）皮肤黏膜：皮肤脱落、粉刺、生疮及裂口

（4）口腔：舌疮、牙槽与口腔炎

（5）消化系统：厌食、呕吐

（6）骨骼关节：关节炎

（7）眼睛：结膜炎

（8）免疫系统：伤口愈合不良、腕管综合征（俗称"鼠标手"）

（9）其他：疲劳、学习能力及记忆能力下降、生长迟缓

富含维生素 B$_6$ 的食物来源

啤酒酵母、小麦麸、麦芽、糙米、燕麦、向日葵、动物肝脏与肾脏、大豆、蜜瓜、甘蓝、胡萝卜、废糖蜜（从原料中提炼砂糖时所剩的糖蜜）、鸡肉、蛋、马铃薯、花生、核桃、豆豉、苜蓿等

生物素：发际线的救星

生物素又称维生素 B$_7$、维生素 H，是维持人体机能的重要物质，也是多种物质代谢中不可或缺的成分，特别是对白发、脱发、皮炎等疾病有着良好的治疗效果。

生物素有从外界摄取和人体自我合成两条道路。从外界摄取是生物素的主要来源，几乎每种食物中都含有生物素，因此其来源非常广泛；其次，肠道内的菌群可以合成一定量的生物素，因此正常情况下人体是不会缺乏生物素的。如果膳食中缺乏生物素，同时大量使用抗生素，造成肠内细菌死亡，人体就无法自行合成生物素；长期注射全静脉营养而忽略在营养液中加入生物素，也可能导致人体缺乏生物素。

生鸡蛋的蛋清中含有对人体有害的碱性蛋白质——抗生物素蛋白，长期吃生鸡蛋，抗生物素蛋白在肠道与生物素紧密结合成复合物，会影响人体对生物素的正常吸收和利用。因此，喜欢

吃生鸡蛋的人需要注意补充生物素，需要额外补充的人群还包括：喜饮酒者、服用抗生素或磺胺药剂者、头发稀疏的男性、处在妊娠期的妇女等。

生物素的生理作用

生物素参与碳水化合物、脂肪和蛋白质代谢，帮助维持人体的正常成长发育。

（1）维护头发健康

（2）控制糖尿病

（3）合成维生素C

照镜子 对照一下，如果你有以下症状，可能存在缺乏生物素
☑☐☐ 的问题：

（1）皮肤和毛发：毛发变细、无光泽，皮肤干燥，出现鳞片状皮炎、红色皮疹（严重者的皮疹可延伸到眼睛、鼻子和唇部周围）

（2）神经和精神系统：食欲减退、恶心、呕吐、麻木、精神沮丧、疲乏、肌痛

（3）脂质代谢：高胆固醇血症

（4）大脑：脑电图异常等

富含维生素 B$_7$ 的食物来源

蛋黄、动物肝脏、牛奶、蘑菇和坚果

叶酸：饮酒者守护健康的权杖

怀孕后去医院检查时，医生为了预防胎儿畸形，都会建议补充叶酸，也就是维生素 B$_9$。

叶酸是从菠菜中发现的一种生物因子，又叫作蝶酰谷氨酸，后来国际医学组织把它列入 B 族维生素。

叶酸能降低饮酒人群的癌症发生率。常喝酒的女性（判断标准是每天一杯以上啤酒）会使乳腺癌的发病概率升高大约15%。如果能够经常注意补充叶酸，这种相对风险就会下降 45%，但是这种预防效果只体现在常喝酒的人身上。在一般不喝酒的女性身上，研究发现叶酸并没有降低乳腺癌发病率的效果。常喝酒的男性，平时也最好常摄取叶酸，这对预防结肠癌有帮助。

叶酸能逆转慢性萎缩性胃炎。世界卫生组织将慢性萎缩性胃炎定为胃癌前期状态。端粒酶是多种肿瘤（包括胃癌）的共同标志物，叶酸因能抑制端粒酶的活性而可能逆转慢性萎缩性胃炎，并阻断胃癌的发生。

叶酸能降低心血管疾病的风险。近年来有研究发现，当体内缺乏叶酸时，血浆同型半胱氨酸水平将会增高。这是导致心血管疾病发作的独立危险因素，而叶酸能够有效降低血液中同型半胱氨酸水平，从而降低心血管疾病发作的风险。这一研究成果得到美国医学界许多人士的认同，美国医学会鼓励将每日叶酸建议用量增加到 400 微克，以预防心脏病。每当有新的朋友来调整尿酸水平或者需要降低高血压时，我都会要求他们先吃 14 天菠菜。用餐时先吃 200 克汆水后的菠菜，再按照自己的饮食习惯随便吃——目的是给新朋友坚持下去的动力。菠菜中富含叶酸，每 100 克菠菜中含有 116.7 微克的叶酸，一天吃三次，叶酸摄入总量可以高达 700.2 微克，即使扣除烹饪过程中的损耗，也大大高于治疗高同型半胱氨酸的推荐量，更何况这完全是天然叶酸，而不是各种人工合成的补充剂。菠菜中的叶酸和其他营养物质产生的协同作用，会带来 14 天后腰围下降 2 厘米、收缩压从 180 mmHg 下降到 120~130 mmHg 的"奇迹"。

表 3-2　成人血压值分级

类别	收缩压（mmHg）	舒张压（mmHg）
理想血压	<130	<80
高血压	≥130	≥80
高血压（1 级）	130~139	80~89
高血压（2 级）	≥140	≥90

叶酸能预防贫血。叶酸是制造红细胞的主要原料之一，可有效地预防贫血（包括白细胞减少症）。

需要注意的是，如果同时服用维生素C补充剂与叶酸补充剂，维生素C会加速叶酸的排泄，这样不利于叶酸在胃肠中的吸收，所以这两种补充剂不宜同时服用。

叶酸的生理作用

叶酸促进胎儿神经发育和红细胞生成，保护心血管。

（1）减缓阿尔茨海默病

（2）抵御酒精的伤害

（3）预防乳腺癌、结肠癌、胃癌的发生

（4）降低心血管疾病的风险

照镜子　　对照一下，如果你有以下症状，可能存在缺乏叶酸的

☑ ☐ ☐　　问题：

（1）孕妇头晕乏力，心慌气短，味觉消失，食欲缺乏等

（2）血清同型半胱氨酸≥1 微摩尔每升

富含叶酸的食物来源

（1）绿色蔬菜。菠菜、羽衣甘蓝、菊苣、香菜、莴苣、龙须菜、西蓝花、油菜、小白菜、青菜、扁豆、豆荚、番茄、

胡萝卜、雪里蕻、南瓜、蘑菇、芦荟、莲子等

（2）新鲜水果。橘子、草莓、樱桃、香蕉、柠檬、桃、李、杏、杨梅、海棠果、酸枣、山楂、石榴、葡萄、猕猴桃、梨、苹果等

（3）动物性食品。动物的肝脏、肾脏及蛋类均富含叶酸，是所有肉食中叶酸含量最高的，其中鸡肝为最，每 100 克含 1 172 微克叶酸；鸡蛋中的叶酸主要藏在蛋黄中，每 100 克含 121 微克叶酸。由于动物内脏及蛋黄胆固醇含量偏高，有心血管疾病的患者摄取时需要留意；此外，动物肝脏是解毒器官，里面含有一定量的有毒物质和重金属，食用时量也宜少一些

（4）谷物类。全麦粉、大麦、燕麦、小麦胚芽、糙米、酵母等也含有叶酸。每 100 克完整的燕麦含有 190 微克叶酸，营养价值相当高，一般将燕麦熬成粥类或混入白米饭中食用较佳。冲调即食的燕麦片和燕麦奶属于加工食品和超加工食品，为了保持软糯柔滑的口感，几乎不含叶酸，保留的大部分是淀粉

维生素 B_{12}：机体营养状况评价指标

维生素 B_{12} 是医生在努力治疗恶性贫血患者的过程中发现的，又被称为钴胺素。这是唯一含有金属元素的维生素，因含钴而呈红

色，也被称为红色维生素。80%的维生素B_{12}贮存在我们的肝脏，其余分布在皮肤、肌肉、骨骼组织，以及肺部、肾脏和脾脏。

维生素B_{12}可以减少心血管恶性事件发生。代谢相关脂肪性肝病（MAFLD）是一种与胰岛素抵抗、肥胖和代谢综合征密切相关的代谢性疾病，目前已成为全球范围内慢性肝病的常见病因，全球患病率达到25%，并且呈现逐年升高以及低龄化趋势。我国的MAFLD发病率每年上升4%。如图3-1所示，如果有两项指标符合，就是代谢相关脂肪性肝病患者。我最看重的两个指标是腰围和血压，如在上文中提到的，新来的希望调整亚健康状态的朋友，自己在家就可以非常轻松地完成吃菠菜的要求，短短14天的"菠菜宴"后获得的改善是非常迅速和显著的。前面提到过，维生素B_{12}联合叶酸治疗，可以有效降低慢性心血管疾病合并高同型半胱氨酸血症患者的血清同型半胱氨酸水平，减少心血管不良事件的发生。

维生素B_{12}用于评价癌症术后患者的机体营养状况。血清维生素B_{12}是人体骨髓造血所需的重要物质，在健康的机体中其水平相对较高，而在具有营养风险的人群中出现不同程度的降低，揭示了机体正处于营养缺乏的情况。肝癌、胃癌、结肠癌、非小细胞肺癌等癌症患者均存在不同程度的营养不良，维生素B_{12}水平降低直接反映了患者体内的炎症反应状况，提示患者机体正处于营养不佳的状态，急需进行综合营养补充。维生素B_{12}水平已被广泛应用在各种疾病患者的营养状态判断和预后评估中。

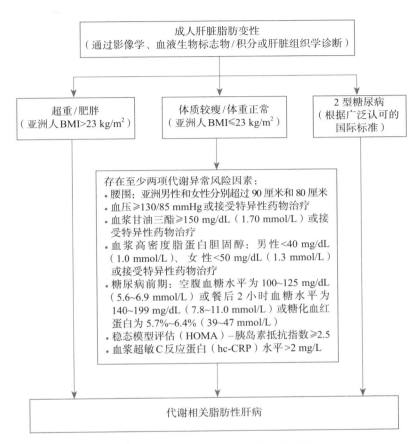

图 3-1 代谢相关脂肪性肝病的表征

维生素B$_{12}$辅助治疗糖尿病并发症。糖尿病周围神经病变是由糖尿病的慢性并发症造成的,多发生在患糖尿病 8~10 年的患者身上。这种病变是一种脱髓鞘病变,患者会出现感觉异常,包括疼痛、肢体麻木、感觉及运动障碍等症状。经过维生素B$_{12}$辅助治疗后，患者的症状和体征、各项神经传导速度都有显著改善，其中糖尿病眼病患者视力的改善率可以达到 76.3%。

维生素 B_{12} 修复大脑内神经及其传导信号。甲基维生素 B_{12} 和腺苷维生素 B_{12}（四种维生素 B_{12} 中的两种）可以治疗脑白质缺血性损伤与促进脑髓鞘形成，降低脑中同型半胱氨酸水平，修复中枢神经系统的损伤、脑供血不足后痴呆和锥体系病变。维生素 B_{12} 还有阻止青光眼患者视野恶化的作用。维生素 B_{12} 缺乏是抑郁症发病的重要风险因素，提高血清维生素 B_{12} 水平有助于提高抗抑郁治疗的效果。

维生素 B_{12} 缓解二甲双胍引起的维生素 B_{12} 缺乏症。使用二甲双胍引起的维生素 B_{12} 缺乏在 2 型糖尿病患者中广泛存在，服用维生素 B_{12} 补充剂可以缓解机体维生素 B_{12} 的缺乏。《中国 2 型糖尿病防治指南》推荐长期使用二甲双胍者每年测定一次血清中的维生素 B_{12} 水平，同时积极进行贫血和周围神经病变等并发症的筛查，早期诊断和治疗有助于改善预后。

维生素 B_{12} 的生理作用

维生素 B_{12} 协助叶酸调节红细胞的生成，帮助机体完成对铁的代谢，预防贫血；参与食物的消化和蛋白质的合成，帮助消化；参与脂肪和糖类的代谢；保护神经免受损伤；维持免疫系统的功能。

（1）维持生育能力

（2）促进正常生长发育

（3）防止神经脱髓鞘

（4）治疗哮喘、肝炎、癫痫

（5）缓解疲劳、失眠

照镜子
✓ □ □

对照一下，如果你有以下症状，可能存在缺乏维生素 B$_{12}$ 的问题：

（1）神经和精神系统：疲劳、抑郁、眩晕、幻觉、头痛、易激惹、神经损伤、耳鸣、幻想症、末梢型感觉障碍、感觉性共济失调、下肢痉挛性瘫痪、舞蹈症、震颤、肌阵挛、帕金森病、肌张力障碍、情绪认知障碍、焦虑

（2）心血管系统：心悸

（3）消化系统：吸收不良、便秘、其他消化系统疾病

（4）血液系统：贫血

（5）呼吸系统：呼吸困难

（6）口腔：舌炎

（7）生育：早产、低出生体重儿、流产

（8）其他：记忆力丧失、脊椎退行性病变

注意：抗痛风药、抗凝血、补钾药物可能会妨碍消化道对维生素 B$_{12}$ 的吸收

富含维生素 B$_{12}$ 的食物来源

　　酵母、蛤肉、蛋、鱼、动物肾脏和肝脏、青鱼、牛奶、乳制品、海洋植物（海带、掌状红皮藻）、大豆和豆制品、苜蓿

补充B族维生素，怎么吃更好？

需要补充膳食B族维生素的人群

（1）工作/学习压力大，经常熬夜、处于空气污染严重的环境中的人

（2）痛经、脾气暴躁易怒、悲观情绪/负面情绪多的人，抑郁症、焦虑症患者，更年期女性

（3）节食人群、素食（全素、蛋奶素）人群、生酮饮食人群

（4）胃肠消化功能紊乱、消化不良、口腔溃疡人群

（5）长期服用药物（尤其是抗生素）的人群

（6）肝脏功能障碍、肝病患者

恰当的营养物质组合可以提高健康水平

（1）降低同型半胱氨酸水平，降低患心脏病、脑卒中、癌症、糖尿病、抑郁症、阿尔茨海默病的风险

　　组合：维生素 B$_2$、维生素 B$_6$、维生素 B$_{12}$、叶酸、锌、锰、甜菜碱

（2）降低患心脏病的风险

组合：维生素B_6、维生素B_{12}、叶酸、维生素E、维生素C、ω-3脂肪酸（EPA、DHA）

（3）增强免疫力

组合：维生素B_6、维生素A、维生素E、锌、硒

（4）提升精力，应对压力

组合：维生素B_1、维生素B_2、烟酸、泛酸、维生素B_6、维生素B_{12}、叶酸、胆碱、辅酶Q_{10}、维生素C、钙、镁、铁、锌、铬

（5）保持女性性激素平衡，缓解经前综合征或更年期综合征

组合：烟酸、维生素B_6、维生素C、生物素、镁、锌

（6）增强记忆力和智力

组合：泛酸、胆碱、磷脂酰丝氨酸、N,N-二甲基乙醇胺、焦谷氨酸酯

（7）"让时光倒流"

组合：B族维生素、维生素A、维生素C、维生素E、硒、锌、硫辛酸、乙酰-L-肉碱盐酸盐

（8）"无痛减肥"

组合：B族维生素、维生素C、锌、铬、藤黄果

（9）降低焦虑症、抑郁症等精神类疾病风险

组合：维生素B_1、维生素B_2、维生素B_6、维生素B_{12}

（10）预防衰老

组合：辅酶Q_{10}和烟酸

第 4 章
AGE：美味之秘方，衰老的祸首

糖尿病是代谢系统疾病中最主要的一种疾病。"只有30%~40%的糖尿病患者被确诊为糖尿病，这些被确诊的糖尿病患者对血糖水平和其他心血管因素的控制都很差。每2位糖尿病患者中就有1位死于心脑血管疾病。"这是国际糖尿病联盟前副主席纪立农教授发自内心的焦虑。

说起糖尿病的成因，我们首先想到的就是摄入过量的糖、暴饮暴食、肥胖，引起身体氧化压力上升和慢性炎症，进而引起胰岛素抵抗；或者是家族的遗传因素。殊不知，食物烹制方式同样会增加胰岛素抵抗产生概率，最终导致糖尿病。

我的教授同学是一位"资深"糖尿病患者，他的午餐有时是炒甜椒、空心菜炒肉丝、烤鸡翅（空气炸锅）、牛排条、番茄蛋汤和糙米饭。看起来近乎完美的一顿午餐，却让他饭后的血糖水平像高速列车，一路向上飞奔，在焦躁的情绪推动下，最终突破了血糖正常范围的上限，达到了 11.8 mmol/L。我们可以看出，整餐中的不完美之处就是鸡翅经空气炸锅烹饪后产生的AGE（晚期糖基化终末产物）。

鸡翅在高温烹饪的过程中，其中的糖和蛋白质通过美拉德反应生成了AGE。美拉德反应产生的多种中间体和终产物是食品加工后产生的色泽和浓郁芳香的主要来源，在食品加工工艺上具有特殊意义。但这是一把双刃剑，从营养学角度看，美拉德反应过程中食物的有效成分（如氨基酸和糖类）的损失以及产生的食物褐变等现象，使食品的营养价值降低，并且产生了醛类、杂环胺类等有害的中间产物。除了产生苦味的丙烯酰胺外，还有贡献食物风味的AGE，这些物质都具有一定的致病性和致癌性。

某知名咖啡连锁店品牌曾被指出，其咖啡含有"致癌物"——丙烯酰胺，因此必须在其产品的显著位置标注健康风险，就类似在烟盒上标注"吸烟有害健康"一样。很快，这就被食品安全专家和医生辟谣了。这个谣言之所以如此不堪一击，是因为我们喝的所有咖啡都含有丙烯酰胺，在生咖啡豆经过烘焙后散发出那股特殊的咖啡香味的同时，丙烯酰胺就产生了，这是烘焙过程的必然产物。大家关注的焦点在于丙烯酰胺，它被归为"2A类致癌物"，是美拉德反应过程中生成的AGE，也是众多AGE中的一种。

在高温烹饪食物的过程中（如使用煎、炸、烤、炭烤、炙烤等方法烹饪），蛋白质、脂肪和糖类结合在一起，就会产生

AGE。AGE的产生和温度、湿度、pH值（氢离子浓度指数）以及烹饪时间等有关。有文献报道，相比于湿加热，干加热会产生更少的AGE。

通过饮食进入人体的AGE属于外源性的，被称为食源性晚期糖基化终末产物（dAGE）。除了通过食物把AGE吃到身体里，随着年龄增长，AGE也会在我们体内自然产生，并在组织中缓慢积累，而糖尿病、不良的生活习惯等会加速这种反应。所以，我们吃到身体里的dAGE越多，血液中AGE的水平就越高。

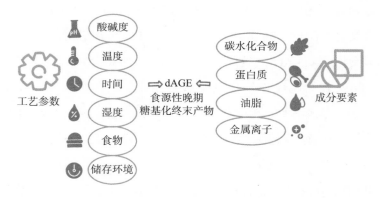

图4-1　食品中产生食源性晚期糖基化终末产物的诸多因素

AGE这个缩写有没有让你联想到"age"（衰老）这个词，它们之间到底有没有关系呢？

人体有自动排出有害物质（包括AGE）的机制，但如果通过食物摄取过多的AGE，超过了身体能够正常排出的量，AGE就会逐渐在体内堆积。这些AGE随着时间推移在我们的身体内堆积，所有器官和细胞都会受到影响，它们就像一层带有黏性的焦糖色糖浆，覆盖在细胞表面，扰乱正常细胞的代谢活动，增加胰岛素抵抗和糖尿病的发生概率，引起早衰，甚至发展成心脑血管疾病、肾病和痴呆。

如果你关注自己的血糖健康，请去检测机构花 1 分钟的时间，通过无创检测体内的 AGE 含量，及早发现，及早干预，把风险降到最低。

红烧肉的美味秘方：美拉德反应

小时候，父母工作忙，我会和姐姐一起烧菜，隔壁阿婆总是提醒我们："别忘了，放点儿糖。"烧红烧肉的时候，先把肉在沸水中汆一下，再过油煸一煸，然后放点儿酱油和糖。红烧肉中的酱油增加了菜肴的香味，但它并不是肉香的主要来源，糖才是这道菜的关键。烧制红烧肉的过程中加了糖，就具备发生美拉德反应的条件了，肉里面的氨基酸和糖发生了美拉德反应，生成还原酮、酯、醛和杂环化合物等挥发性物质，这才是让我们垂涎欲滴的根源，光闻闻它的香味就能勾起对家的思念。炖肉的时候放一点儿糖，整个楼道都会肉香四溢。在烤肉的时候刷点儿蜂蜜，烤出来的肉，那叫一个"脆"和"香"，同时肉色显现出烤焦般的颜色（专业名词是碳化反应），这种色泽和独特的香味也要归功于糖。

曾经有朋友问我，都说五花肉最适合做红烧肉，可是烹饪过程中发生美拉德反应的是蛋白质和糖，是否应该用精瘦肉做红烧肉，因为精瘦肉可以提供更多的蛋白质？其实不是，肉的香味来自多重反应，除了蛋白质和糖发生的美拉德反应，还有脂肪和磷脂的快速氧化与降解，香味就取决于美拉德反应产生的化合物与脂肪氧化之间的平衡。磷脂对肉的香味的有益作用在于减少了美拉德反应产物，而脂肪更易留住香味物质，所以无论是考虑口感还是诱人的肉香，用五花肉都比用精瘦肉更好。红烧肉在细火慢炖的过程中，脂肪组织中的油脂慢慢溶出，降解成脂肪酸，而脂肪酸本身就是羰基化合物，与精瘦肉中的蛋白质发生美拉德反应，就产生了美丽的亮棕红色泽和让人欲罢不能的炖肉香味，达到"肥而不腻"这一最高境界。

美拉德反应的产物千变万化，不同的食物有对应的代表性产物。烘焙过程也会发生美拉德反应，所以烤过的面包闻上去特别香。如果你在面包表面刷上薄薄一层蜂蜜或者涂上花生酱再经过烤制，面包的味道就会更好，这个过程除了食材本身带有的香味，还通过促进更多、更快的美拉德反应，让面包的味道达到新的层次。酱香型白酒高温大曲的制作及酿酒发酵过程中，美拉德反应产生糠醛类、酮醛类、二羰基化合物、吡喃类及吡嗪类化合物，对白酒风格的形成起着决定性作用。北京烤鸭在烤制过程中也会发生美拉德反应，产生 5-羟甲基糠醛、糠醛、吡嗪和丙烯酰胺 4 种典型的美拉德反应产物，同时鸭皮颜色变成焦黄色，蘸点儿白糖，简直太香了。

美拉德反应是食物色香味的根源，产生了数百种不同的化合物，这些化合物赋予食物良好的物理属性，如诱人的颜色、风味、口感和食物外形等。

AGE和身体老化的关系

美拉德反应也称羰氨反应，是羰基化合物（如还原糖）和氨基化合物（如氨基酸、肽和蛋白质等）在常温或加热时发生的一系列氧化、环化、脱水、聚合等反应，是广泛存在于食品加工及储存过程中的非酶促褐变反应。

美拉德反应极其复杂，而且是连续和平行反应，也就是说在反应体系中产物的生成和降解是同时发生的，进而造成美拉德反应产物的复杂性，使食品中产生了天然不存在的化合物。它们可能赋予食品新的生物学活性，如抗氧化性、抗菌性和改善肠道菌群等特性，对机体健康有潜在的调节作用；但同时，丙烯酰胺、杂环胺类、晚期糖基化终末产物等多种美拉德反应产物，对我们非常不友善，可能引发潜在的安全问题，如致突变性、致癌性、细胞毒性等。这些有害物质的生成会增加氧化应激和活性羰基应激水平，诱导炎症因子表达水平上调，进而引发胰岛素抵抗和血管损伤等疾病。

长期高血糖，积重难返

糖尿病患者的一个典型特征是高水平的循环葡萄糖和氧化应激，葡萄糖和细胞内外的蛋白质发生糖化反应产生AGE。在糖尿病的病程发展中，只要处于高血糖状态，就会形成内源性AGE，而且形成的AGE数量庞大，以致身体根本无法及时排出。

AGE是由蛋白质、脂质及核酸通过非酶糖基化作用形成的化合物。在胰岛素抵抗、糖尿病患者的身上，还原性糖（如戊糖等）的羧基与蛋白质的游离氨基端发生非酶促糖基化作用，快速形成席夫碱，这个快速反应过程是可逆的。当血液中葡萄糖浓度下降到处于正常范围的时候，席夫碱就可以在数分钟内分解；但是如果血液中葡萄糖浓度始终处于较高的水平，只要几天，席夫碱就会转化成比较稳定的酮胺类化合物，再经过几周甚至几个月的时间，酮胺类化合物经过氧化、脱水和凝聚，最后就会形成不可逆且有荧光特性的大分子化合物AGE。

身体的内源性AGE就像慢慢被喂大的"魔王"，它会在血糖浓度处于较高状态一段时间后形成，也就是说，对于我们一日三餐引起的正常血糖升高不用太过于担忧，只要有正常的胰岛素分泌，通过正常的糖代谢把血糖控制在正常范围内，AGE就不会形成。但是，如果早晨吃了一份生煎，上午10点又喝了一杯加糖的奶茶，中午吃了一份炸猪排，下午会议时食用预包装小蛋糕和植脂末冲泡的甜咖啡/苦咖啡（预包装小蛋糕、植脂末、苦咖啡都含有外源性AGE），再加上晚餐和夜宵，这样的饮食习惯使血糖始终处于较高的水平，胰岛素永远在忙碌地工作。时间久了，来不及逆转分解的席夫碱就会形成酮胺类化合物，几周后AGE就在体内安家落户，"魔王"就此诞生了。这么多的外源性AGE在肠道中被消化和吸收，会部分转化为内源性AGE，增加身体总AGE水平，这时候"魔王"已经变身为"超级魔王"。

AGE是长期高血糖状态下形成的典型的、有害的美拉德反应产物，已经被证实会导致糖尿病及其并发症。AGE介导了血管内皮功能障碍和动脉粥样硬化的一些基本机制，引起血管内壁炎症和增生，使血管收缩；诱导白细胞黏附于视网膜内皮细胞，造成视网膜病变；诱导肾小球内系膜细胞凋亡等机制，从而引发糖尿病肾病；还会造成肝脏损伤、神经退行性变性疾病、认知障碍、骨关节炎、代谢相关脂肪性肝病、癌症等其他健康危害。

AGE的积累与胰岛素抵抗和糖尿病及其相关并发症，有着千丝万缕的紧密关系。《2型糖尿病患者认知功能障碍防治的中国专家共识》指出：AGE的过量积聚可加速动脉粥样硬化斑块形成，引发神经和血管损伤，是导致2型糖尿病认知功能障碍的重要病理生理机制之一。

AGE加速血管堵塞

很多人会出现胸闷、胸痛、头晕、头疼……人未老心先衰，越来越多的人会在床边备上救心丸，更多年轻人过上了老年人惊心动魄的日子。

2 型糖尿病是一种病理生理学极其复杂的慢性代谢紊乱综合征，已在全球范围内广泛流行，并成为一项重大的公共卫生负担。心血管疾病是糖尿病患者死亡的最主要原因，占糖尿病死亡人数比例高达 70%。如果血糖控制得不好或病程比较长，必定会导致心血管疾病、下肢动脉硬化闭塞症等大血管的并发症，以及糖尿病视网膜病变、糖尿病肾病、周围神经病变等微血管并发症的发生。

糖尿病的各种大血管和微血管病变是导致患者病死率增加的重要原因之一，因为持续的高血糖状态导致血液中的 AGE 水

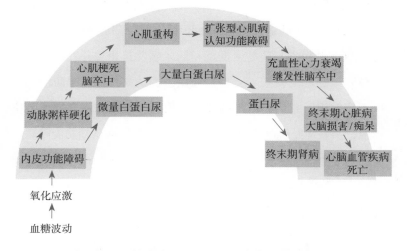

图 4-2　血糖波动诱导的心肾靶器官损害事件链

平不断升高，AGE与其受体相结合引起的病理生理学效应，损伤了血管内皮细胞，加速了动脉粥样硬化早期和中期病变的进展，更加促进了心血管疾病和肾脏病变的发生、发展，最终导致心脑血管疾病和终末期肾病及相关性疾病带来的死亡。

我对调理对象的要求是：每一餐必须做到血糖波动幅度小，一天三餐及零食造成的血糖波动必须平稳、平稳、再平稳。要知道平均血糖波动幅度（MAGE）≥ 3.4 mmol/L 是冠心病的独立预测因子，造成日内血糖波动的原因除了没有科学饮食，主要是餐后高血糖，以及胰岛素和口服降糖药使用不当引发的低血糖。因此，我还通过日内、日间及长期血糖波动这几个参数来观察血糖波动，并进行评估，这关系到每位调理对象是否能够成功逆转糖前期，是非常重要的。

眼睛是 AGE 水平的"晴雨表"

胰岛素抵抗/糖尿病患者，会在某一天突然发现自己的眼睛调节能力变差，视力下降了，难以看清楚近处和远处的物体。无论多么完美的人都难逃衰老，而胰岛素抵抗或糖尿病患者会比糖代谢正常的人更早发现自己的眼睛老化了。

2 型糖尿病从发病到确诊可能会有长达 10 年的延迟，糖尿病视网膜病变时常被人们忽略。数据显示，糖尿病前期患者眼部的 AGE 水平出现了一定程度的升高，2 型糖尿病患者眼部的

AGE水平显著升高。AGE是蛋白质和糖的反应产物，好比氧气和水会使铁生锈，当我们眼部的AGE水平升高时，就意味着我们的眼睛被氧化了。眼睛衰老就会失去光泽，眼底血管就会硬化，变得脆弱。

眼睛会先身体一步受到氧化应激、血液中高葡萄糖浓度的影响而衰老。眼睛的结膜血管是人体内最薄的，也是我们最容易观察到的血管，通过光线的反射来测量眼球晶状体中的自体荧光水平，就能衡量眼部AGE的水平，从而评估和发现胰岛素抵抗、糖代谢异常、糖尿病，及早干预，修复糖代谢。

AGE偷偷毁掉你的肾脏

糖尿病肾病是糖尿病最常见的并发症之一。糖尿病的加剧会引起微血管病变，继而导致肾小球硬化，病变累及全肾（包括肾小球、肾小管、肾间质、肾血管等），此时患者表现出持续性的白蛋白尿和/或肾小球滤过率进行性下降，最终发展成为终末期肾病。

根据2021年国际糖尿病联盟发布的《IDF全球糖尿病地图（第10版）》数据，中国是世界糖尿病病人最多的国家。2011—2021年，我国糖尿病患者人数由9 000万增加到了1.4亿，增幅高达56%，其中约有51.7%的患者未被确诊，也就是说这么多的糖尿病患者，竟然只有约1/2确诊了，还有约1/2的人未确诊或者根本不知道自己得了糖尿病。前面我说过，我国胰岛素抵抗患者，也就是说处于糖尿病前期的人群比例将近50%，2个人中就有1个人站在跨入糖尿病队伍的十字路口，再向前一步就会成为糖尿病患者，这是非常可怕的数字。

有数据显示，在我国的糖尿病患者中，糖尿病肾病发病率为20%~40%；还有数据显示我国约有1.2亿慢性肾脏病患者，其中16.4%是糖尿病肾病引发的。随着糖尿病病程发展，约25%的糖尿病肾病患者会在6年内发展为肾衰竭，只能依靠定期透析治疗，或者等待着匹配健康的肾脏、进行肾移植手术，这给患者的生活和经济都带来了沉重的负担。

AGE是糖尿病肾病的致病因子之一，也是导致终末期肾病的最主要病因。AGE的进攻就像霰弹枪一样，同时攻击多处，它可以直接对肾脏产生毒性作用，导致肾小球基底膜结构改变，血管通透性增加，白蛋白大量漏出形成蛋白尿，逐步发展为肾小球硬化；AGE还诱导单核巨噬细胞向细胞外基质迁移，导致炎症因子、白细胞介素、血小板源性生长因子大量分泌；AGE可以通过捕获低密度脂蛋白胆固醇，使得大量的脂蛋白沉积，引起肾小球变性失活。肾脏多次受到各种损伤造成肾功能下降后，就无法排出AGE降解产物，这又进一步损伤了已经伤痕累累的肾脏，加重肾脏功能的恶化。AGE的间接毒性作用还会辅助引起细胞内部的氧化应激，促进各种细胞因子、炎症因子的分泌，来影响肾脏的正常血流动力学。

肾脏受到的打击和伤害几乎无法逆转，但我们可以通过强化血压控制来延缓糖尿病肾病和视网膜病变进展，并减少脑卒中风险。我通过重塑合理的饮食结构来帮助患者，在最短的时间内迅速把高收缩压控制在合理范围内。我仅花2周时间，就让一位患者的收缩压从180~190 mmHg下降到110~120 mmHg，用4周时间让闺密的收缩压从超过230 mmHg下降到约130 mmHg。通过调整血压，显著延缓和控制糖尿病肾病的病情发展，是一个非常有效和实用的方法。

AGE磨损软骨、折断硬骨

2型糖尿病和骨质疏松症都是内分泌领域常见的慢性疾病，并且2型糖尿病患者发生骨折的风险显著高于非糖尿病患者。数据显示，机体AGE水平与股骨和腰椎的骨密度均呈负相关，这表明了AGE的不断累积对骨组织是有损害作用的。

当糖化现象发生在骨头与软骨上的时候，骨头和软骨长期浸泡在黏糊糊的糖水中，其中产生的AGE通过抑制成骨细胞的活动，损害骨代谢，最终影响骨骼的质量。正常的关节软骨含有非常多的胶原纤维，让关节能够非常好地延展。血液中的糖和胶原蛋白结合形成AGE后，关节内的胶原蛋白就逐渐丧失了原本的功能，失去弹性，而硬化后的软骨在日常生活中被磨成了碎屑。

支撑我们的身体、保护我们内部器官的骨头由两部分组成：一部分是赋予骨头柔韧度的骨胶原纤维和黏蛋白等有机物，还有一部分是钙、磷等无机物，让骨头具有硬度。胶原蛋白被糖化后生成了 AGE，有机物的比例减少而无机物的比例增加，即骨头的韧度降低而硬度不变，如同生了锈的铁条失去了缓震的载体，避震和减震能力都被大大地削弱了，所以特别容易骨折；而且由于血液中含糖量高，伤口不容易愈合。

高血糖患者的骨折风险是血糖正常者的 2 倍，尽管他们的骨密度并没有变差。如果血糖偏高，无论处于哪个年龄段，都请不要因为骨密度值正常而忽视骨折风险。只要是胰岛素抵抗人群或者糖尿病人群，AGE 就会在体内累积，骨骼就会变得更硬、更脆，骨折风险就比其他人高出一倍。

AGE 和皮肤抗糖的"智商税"

"想让皮肤状态好，抗糖一定要趁早！"专注于各种抗糖研究的医生和护肤领域的各大生产商都不断致力于研究肌肤老化和糖的关系，还有研究报告明确提出：只要抑制表皮层的 AGE，就能够实现抗衰老。

抗糖、戒糖、抗糖丸，其实完全是风马牛不相及的事情，更有可能是"智商税"。糖是身体非常高效的能量来源，在我们的食物中无处不在，完全排斥碳水化合物的"生酮饮食"会让肌肤老化，相信如果直观地看到了具体的损伤，不少人绝对不会愿意尝试。

皮肤老化的常见影响因素包括：遗传、年龄、睡眠、慢性炎症、光氧化（紫外线）、氧化（自由基）、糖化以及有毒物质。简单来说，AGE对皮肤的影响是由于糖基化使蛋白质变硬，造成皮肤表层的新陈代谢减缓和滋润度降低，让皮肤黯淡无光，从而引起一种叫作褐变的组织变化，也就是我们常说的老年斑。抗衰老最有效的方法就是防晒，实验发现：同一年龄段的光暴露和非光暴露标本中，光暴露部位的AGE表达水平明显高于非光暴露部位。

如果你坚持抗糖饮食，那就从抗外源性AGE饮食开始，做到以下两点：

（1）避免食用高AGE的超加工食品，以防止对皮肤中胶原蛋白和弹性纤维的损害。超加工食品是近10年出现的概念，指经过复杂的工业化加工制成的食品，通常是即食的方便食品。食用工业化超加工食品，会使AGE摄入量增加，导致相关的肾病、严重的心脑血管疾病、冠心病患病风险分别增加5%、7%和9%，心血管疾病死亡率增加9%。

（2）减少食用煎炸食物。加热时间越长、烹饪温度越高，产生的AGE就越多。比如：生肉经过煎炸后，其AGE含量会增加近10倍。

减少外源性AGE摄入

要减少外源性AGE的摄入，我们就要注意选择AGE含量低的食物。这点对于减少胰岛素抵抗和2型糖尿病的发病率来说特别重要。如果2型糖尿病患者通过饮食摄取大量AGE，血液中的AGE就会增加，必定会促进胰岛素抵抗。而控制饮食中的AGE含量则有助于身体自动调节，能帮助抗氧化和增加胰岛素敏感度。减少饮食中摄取的AGE，患者的胰岛素敏感性能够增加40%。

我们怎么通过合理科学地选择饮食，来减少外源性AGE的摄入呢？

首先，避开高AGE的食物，包括超加工食品、快餐；

其次，避开高糖、高脂的加工食品；

再次，避开用高温干热的方式加工的食物，特别是高温油炸的食物；

最后，建议多用蒸煮方式烹饪食物。

除了上面这些原则，还有5条妙计，可以在此基础上进一步减少AGE的产生。

巧妙搭配不同类营养物质

我们烹饪使用的食材或多或少都含有美拉德反应所需要的

产生风味的前体物质，当条件适宜的时候，它们就会发生美拉德反应。糖类、蛋白质都是发生美拉德反应的前体物质，如果缺少某种物质，或者这种物质的含量非常少，反应就无法顺利进行，或者会变得非常缓慢。所以，我们得先了解食材中的营养成分，例如肉类食材中多肽、蛋白质等含氮化合物含量较多，但还原糖类含量较少；马铃薯、谷物类等食材中还原糖类含量较多，氨基酸、多肽、蛋白质含量较少。了解了食物中这些糖类（尤其是还原糖类）、氨基酸（以及多肽、蛋白质）的类型和构成，就可以根据食材中美拉德反应前体物质的种类和含量，进行科学搭配和添加，做到食材之间互补，也就能得到更多的香气物质，以及食物的诱人色泽和美妙口感。

例如：在西餐制作中烤鸡翅时应添加蜂蜜，芝士焗马铃薯应添加奶酪和黄油；传统中餐制作中，应该用糖类含量较高的淀粉糊包裹肉类烹炸，炒制蔬菜时应添加少量蔗糖，让菜肴的香气和色泽成为人们的快乐源泉。

表 4-1　家庭常见食材所含主要营养物质及评价

食材	主要成分	营养评价
大米	糖类、蛋白质	缺乏赖氨酸、苏氨酸
面粉（小麦）	糖类、蛋白质	缺乏赖氨酸、精氨酸、组氨酸
玉米（面）	糖类、纤维素	支链淀粉含量高
豆类（黄豆）	蛋白质、脂类、维生素	含皂角素、外源凝集素等

食材	主要成分	营养评价
蛋类（鸡蛋）	蛋白质、氨基酸、脂类	糖类含量低
植物油脂	脂类、不饱和脂肪酸、维生素、矿物质	氨基酸、蛋白质含量低
红肉类（牛羊猪）	蛋白质、脂类、氨基酸	缺乏糖类
白肉类（鸡鸭鱼）	蛋白质	缺乏糖类
海鲜类（小海鲜）	蛋白质、无机盐、氨基酸	缺乏糖类、脂类
绿色蔬菜	纤维素、维生素、核黄素、无机盐、支链氨基酸	缺乏蛋白质、脂类
食用菌类	氨基酸、蛋白质、糖类、脂类、维生素、核苷酸	—
瓜薯类（马铃薯）	糖类	缺乏氨基酸、蛋白质、脂类
鲜调味品（葱姜蒜）	含硫、氮等元素的物质	—
干调味品（花椒、八角等）	杂环化合物	—

利用天然香料调味

在家庭烹饪中，合理使用天然调味品与含有风味前体物质的天然食材进行搭配，能使普通食材产生显著的可口效果，同时还能减少烹饪时间，减少AGE含量高的合成调味品的使用量。

（1）葱、姜、蒜、胡椒等都可消除肉类和水产类食材的异臭，增加风味，其中大蒜效果最好，与葱类并用，用量要少。

（2）肉蔻、桂皮、多香果等都是比较常用的辛香剂（香辛料），用量过多时会产生涩味和苦味，使用时要十分注意。

（3）香叶、丁香、芥菜等用量过多则会产生浓重的中药味。

（4）不同辛香剂的风味能协同增效，也能互相抵消削弱。

过度使用高油、高盐、多加调味品的烹饪方法，只会掩盖食材加工出来的天然风味，增加外源性AGE。

表 4-2　家庭常用调味品主要成分及风味呈现表

名称	主要成分	呈现风味
食盐	氯化钠、氯化钾	咸
味精（鸡精）	谷氨酸钠	鲜、咸
小苏打	碳酸氢钠	咸
泡打粉	碳酸氢钠	咸、麻辣
酱油（生抽、老抽）	氨基酸态氮、食盐、味精、焦糖色素	咸、鲜
白醋	总酸、食盐	酸、咸
陈醋	总酸、砂糖、食盐	酸、甜、咸
料酒	黄酒（乙醇）、食盐	咸、酒味
黄豆酱	蛋白质、氨基酸、砂糖、食盐、味精	咸、鲜、浓厚
蚝油	蚝汁、食盐、味精、砂糖、焦糖色素	鲜、咸、甜、浓厚
红烧汁	酱油、食盐、砂糖、味精、黄酒、焦糖色素	咸、鲜、甜、浓厚
腐乳（臭豆腐）	蛋白质、盐、味精、乙醇、砂糖	咸、鲜、浓厚

改变加工工艺

AGE是糖类和蛋白质或者脂肪结合在一起，产生非酶促反应的终产物。高温加工的食品和AGE的量有直接关联，加工过程的温度越高，这种非酶促反应就越激烈。因此，煎、炸、烤、炭烤、炙烤等高温烹饪方法，会产生大量的AGE。

食材加热的温度是影响美拉德反应产生风味物质的最首要因素。

美拉德反应的速率和风味物质的形成，会随着温度升高而加快、增多，当达到一定的高温时AGE会成倍增加；随着温度继续上升，氨基酸和糖类物质被高温破坏后，美拉德反应的速率减慢，同时产生有害身体健康的物质。高温干热的烹饪过程产生的AGE比烹饪前增加了10倍，甚至可能高达100倍。因此烘焙、烤制食物时一般以100~150摄氏度为最佳温度，必须严格控制温度在180摄氏度以下。

不同加热温度下，等量葡萄糖与氨基酸混合液产生的香味物质不同，不同的风味需要不同的温度，才能健康与美食兼得。

表 4-3　等量葡萄糖与人体必需氨基酸混合液加热时香气产生情况

必需氨基酸	100~150 摄氏度	180 摄氏度
苏氨酸	淡槭树汁味	焦香味
缬氨酸	焦糖味、槭树汁味	沁鼻巧克力香

必需氨基酸	100~150 摄氏度	180 摄氏度
亮氨酸	果香、黑麦面包味	干酪焦香
异亮氨酸	果香、霉腐味	干酪焦香
苯丙氨酸	花香（玫瑰、紫罗兰）	花香（紫罗兰、丁香）、焦糖味
色氨酸	巧克力味	焦糖味
赖氨酸	面包香、炸马铃薯香	——
甲硫氨酸	马铃薯味、甘蓝味	马铃薯味、甘蓝味

美拉德反应过程中，风味物质的产生量受烹饪时间的影响。

加热时间过短，美拉德反应不充分，风味物质产生量较少；加热时间过长，反应充分，但易挥发的风味物质等中间反应产物挥发严重，也会产生有害身体健康的物质。控制好温度，可以在保证风味的同时产生更少的有害健康的物质。

表 4-4 　常见家庭食品烹饪时间与有害物质产生关系表

食品名称	主要有害物质	形成温度（摄氏度）	形成时间（分钟）	形成原因
油条	丙烯酰胺、活性酶抑制剂	210	>5	温度过高、时间过长
炸肉块	丙烯酰胺、苯并芘	210~240	>3	温度过高、时间过长
烙饼	焦煳物质、丙烯酰胺	150~200	>5	温度过高
烧饼	焦煳物质、亚硝酸盐	220~250	>15	温度过高
炖肉	芳香族氨基酸、重金属	90~100	>30	时间过长

食品名称	主要有害物质	形成温度（摄氏度）	形成时间（分钟）	形成原因
烤肉	多环芳烃（苯并芘）、丙烯酰胺	300	>10	温度过高、时间过长
炒菜	苯并芘、重金属、油烟	200~300	>5	温度过高、时间过长
炒饭（大米）	胆固醇、饱和脂肪酸	250	>10	时间过长
蒸肉	饱和脂肪酸、脂类	100	>40	时间过长
蒸鱼（淡水鱼）	嘌呤、吡啶、呋喃	100	>20	时间过长
煲汤（海鲜）	杂环化合物（嘌呤）	—	>40	时间过长

最有效的降低饮食中AGE含量的方法是更改烹饪方式。

食材中的水分含量和pH值会影响美拉德反应的速率，进而影响整体风味物质形成的速率及其风味特性。食物加热过程中添加水、缩短烹饪时间和降低烹饪温度，并加入酸性调味品（如醋、柠檬汁），都可以将产生的AGE含量控制到最低。

美国推进低AGE饮食协会向特别喜欢吃油炸食物的人建议，在烹饪过程加入酸性调味品（醋等）。酸性环境会减少AGE的产生量，同时"加入的酸性物质还会提升食品的香味，使得食物更美味"。用慢炖锅中火加热烹饪食物，避免高温大火长时间加热，可以减少油的使用量；低温长时加热，还可以更好地保存营养素。如果你不可能放弃煎炸食品，就尽量减少每次食用量。

利用蔬菜和莓果解毒

事实上，吃更多的蔬菜和莓果是一种非常好的减少外源性AGE摄取量的方法。实际上，植物化学物质对人体有许多特别的好处。比如：从红色、紫色、黑色的莓类中可以提取出环烯醚萜苷，能降低体内AGE水平。

保持健康生活习惯

睡眠充足的人比睡眠缺乏的人体内含有更少的AGE。当我们睡觉时，身体大部分器官和组织都在生长、修复，调整到最佳状态以抵抗AGE。保持高质量的睡眠（每天晚上保证7~9个小时的睡眠），每个星期保持150分钟的锻炼运动，努力减少外界压力，保持健康的饮食习惯，保持健康的腰围、体重和血压，可以显著减少体内的AGE总量。

你可以通过这些方法，更多地减少AGE含量：

（1）不要吃高AGE食物，包括超加工食品、快餐、高温干热烹饪的食物。

（2）科学安排每日饮食，保持稳定的血糖波动。

（3）减少高果糖食物和饮料的摄入量。

（4）戒烟。

（5）锻炼身体。

（6）服用抗糖基化营养素补充剂：PLP（活化的维生素 B_6）、维生素 B_1、益生菌、氨基酸、氨基酸衍生物、寡肽类化合物（如乙酰半胱氨酸）、五彩缤纷的植物抗氧化剂（如白藜芦醇、虾青素等）。

常见食物中AGE含量一览

我们通过测定常见食物中AGE的代表物——羧甲基赖氨酸（CML）的含量，评估常见食物中AGE的含量，你可以根据这些数据来确定哪些食物对自己更友善。

食物本身的营养成分和产生AGE的含量息息相关，高蛋白质和脂肪含量的肉类更容易在加工过程中产生AGE，而高碳水化合物含量的食物（例如水果、蔬菜和全谷物）加热后仍能保持较低的AGE含量。不同种类的食物中，AGE含量的差异非常大，由高到低依次为：调味品、肉类、糖果蜜饯、乳类、谷类、豆类与坚果制品、水产品、蛋及蛋制品、薯类、饮料、水果和蔬菜。

经过长时间高温烹饪后，食物都会产生AGE，而温度和加热时间对AGE的产生有很大的影响，其中干热处理产生的AGE要多于湿热处理的食物，高温油炸和烧烤产生的AGE要多于其他方式烹饪的食物。不同烹饪方式产生的AGE量由多到少依次为：焙烤、油炸、煎炒、蒸煮。

食品加工过程中使用的调味品也是外源性AGE的来源之一，

大部分的调味品都含有不同浓度的AGE。烹饪菜肴后的油含有更多的AGE。

表 4-5　按食材分类的食物中CML检测结果

样品类别	加工方式	份数	检测范围 （毫克每千克）	平均值及误差 （毫克每千克）
谷类及其制品	焙烤	12	12.62~84.78	51.81 ± 26.54
	煎炒	11	6.68~39.81	20.12 ± 10.53
	油炸	11	11.69~57.79	32.72 ± 14.68
	蒸煮	8	5.99~11.49	8.71 ± 3.94
	合计	42	5.99~120.78	30.30 ± 26.06
肉类及其制品	焙烤	8	27.71~94.57	58.68 ± 12.84
	煎炒	6	31.13~60.23	37.55 ± 8.57
	油炸	6	31.54~83.31	68.09 ± 12.00
	蒸煮	8	15.25~22.43	19.06 ± 3.03
	合计	28	15.25~170.57	41.42 ± 35.57
水产品	焙烤	8	14.27~25.63	19.88 ± 5.97
	煎炒	7	13.72~23.61	18.47 ± 5.24
	油炸	7	21.58~33.67	27.62 ± 4.91
	合计	22	12.58~28.67	20.89 ± 7.15
豆类与坚果制品	焙烤	4	11.39~15.14	13.06 ± 1.59
	煎炒	6	24.57~36.74	31.43 ± 9.27
	蒸煮	6	29.43~14.17	20.57 ± 9.43
	合计	16	11.39~29.43	22.77 ± 7.46

样品类别	加工方式	份数	检测范围 （毫克每千克）	平均值及误差 （毫克每千克）
蛋和蛋制品	煎炒	5	21.63~29.59	25.11 ± 4.12
	蒸煮	5	5.33~12.05	8.69 ± 4.75
	合计	10	5.33~31.59	16.90 ± 11.20
乳和乳制品	液态奶	9	2.58~4.89	3.39 ± 0.98
	乳粉	12	33.80~61.60	56.17 ± 13.22
	合计	21	2.58~82.60	33.55 ± 32.03
薯类及其制品	油炸	15	11.56~18.37	14.63 ± 2.57
糖果蜜饯		8	5.68~85.37	41.25 ± 35.98
调味品（不包括食盐）		6	396.70~821.74	628.60 ± 194.61
饮料		10	2.34~25.57	12.61 ± 9.56
水果和蔬菜		18	3.56~7.89	5.69 ± 1.55

AGE含量高的食物主要包括：

• 糖类，例如糖果、饼干、蛋糕和油酥糕点

• 深加工食品，包括已经烹饪好的肉类和奶酪

• 高脂肉类（特别是红肉）

• 脂肪含量高的食物，包括黄油、人造黄油和油

• 油炸食品

AGE 含量低的食物主要包括：

- 水果和蔬菜

- 海产品

- 全谷物食品

- 低脂面包

- 千层面

- 素食汉堡

第 5 章
除了血糖指数，还要懂胰岛素指数和血糖负荷

　　绝大部分的临床机构习惯用食物的血糖指数（GI）来评估含碳水化合物的食物对餐后血糖水平的影响，并以此为胰岛素反应的替代指标。我们吃了碳水化合物，诱导血糖水平上升，胰腺收到血糖上升的指令后，分泌胰岛素，派它去把血液中的葡萄糖搬运到细胞线粒体中，让线粒体生产我们需要的能量，这个时候的胰岛素就像天使。但身体处于胰岛素抵抗状态的人或者糖尿病患者，体内大量被派出去的胰岛素不干活，而是游荡在血液中，此时的胰岛素已经从"天使"变成了"魔鬼"，它把葡萄糖搬运到肝脏以生产脂肪，超多的脂肪造成我们的腰围增粗、脂肪肝、向心性肥胖、慢性肾炎、尿酸增高等现象，一系列的代谢性问题都源于糖前期／糖尿病时期的"魔鬼"胰岛素。从"天使"变成"魔鬼"，取决于胰岛素的工作积极性。当血液中胰岛素水平与血糖浓度相般配的时候，胰岛素是"天使"，工作积极、效率高；

频繁且超量工作的胰岛素失去了积极性，消极怠工，就成为"魔鬼"。值得庆幸的是，"魔鬼"可以重新变回"天使"，只要在一段时间内保持血糖在正常范围内稳定波动，得到休息的胰岛素就可以重新成为"天使"，继续高效工作，不仅使腰围变小，还能逆转高血糖、脂肪肝，甚至逆转高血压。

为了帮助胰岛素抵抗人群和糖尿病患者控制血糖，不让胰岛素变成"魔鬼"，营养师都会推荐吃低GI的食物。在大多数情况下这是正确的，但有时候也会有严格遵照低GI的饮食要求却无法控制好血糖，病情越来越严重的情况。患者会困惑地说："我已经不吃糖了，但我的血糖水平和体重还是不理想。可是我已经不吃糖了！"

如果你用饮食来控制血糖，那么可靠的血糖指数是至关重要的，但是血糖反应并不总是与胰岛素分泌相对应。比如：酸奶的GI是62，但它的胰岛素指数（II）是115，胰岛素指数是血糖指数的近2倍。牛奶是一种非常有效的促胰岛素分泌剂，胰岛素抵抗和2型糖尿病患者喝了牛奶后，由于存在个体差异，有些人的胰岛素升高幅度会比预期值高出5倍。如果你有胰岛素抵抗的问题或者是糖尿病患者，那么健康的牛奶反而会增加胰岛β细胞的工作负担，这就是高II食物对你的危害。

既然如此，咱们就来探讨一下，怎么样才能很好地通过食物来控制自己的血糖波动。平稳的血糖波动非常有利于减重、减腰围，对预防和控制胰岛素抵抗或2型糖尿病的人群也非常友善。我的调整对象中做得非常完美的朋友，甚至实现了临床逆转胰岛素抵抗和 2 型糖尿病，完全摆脱了药物。

食物的胰岛素指数、血糖指数和血糖负荷

血糖指数（GI）

加拿大多伦多大学詹金斯博士在 1981 年首次提出"血糖指数"的概念，用它表示：食用一定量（通常为 50 克）的食物与相当量的标准食品（通常为 50 克葡萄糖），在一定时间内（一般为餐后 2 小时）造成体内血糖水平升高程度的比值。它是一个相对数值，反映食物和葡萄糖相比升高血糖的速度和能力。根据 GI 值的不同，可以把食物分为高 GI 食物、中 GI 食物和低 GI 食物。

- GI 值>70，属于高 GI 食物，吃了以后血糖水平会迅速升高；
- GI 值在 55~70，属于中 GI 食物；
- GI 值<55，属于低 GI 食物，吃了以后血糖水平缓慢升高，人体有足够时间调动、合成和释放胰岛素，使血糖水平不至于像坐过山车一样飙升。

GI 值是一个生理学特征性指标，反映了人类吃了食物后的血糖应答。1997 年，联合国粮农组织和世界卫生组织赞成根据

GI值对富含碳水化合物的食物进行分类，并建议将食物的GI值与其他相关信息一起使用，以指导对食物的选择。

GI值与我们的健康息息相关，它衡量我们吃下去的每克碳水化合物生成血糖的潜力，包含了食物中的膳食纤维含量、添加糖、淀粉等的比例，以及液体与固体的比例等信息。高GI食物引起胰岛素敏感性下降，造成胰岛素抵抗，非常不利于胰岛素抵抗、2型糖尿病患者对血糖的管理和治疗，还与腹部肥胖之间存在显著的正相关关系；高GI饮食容易增加老年人患心血管疾病的风险，会导致女性群体心血管疾病的发生。

糖尿病是一组由多种病因引起的、以慢性高血糖为特征的代谢性疾病，血糖升高的幅度与膳食中碳水化合物的种类、含量、消化快慢（多糖降解为单糖的速度）及吸收率有关。因此，每个医生都会要求糖尿病患者熟记食物的GI，因为低GI食物中的碳水化合物含量少、吸收速度慢，血糖升高幅度小，血糖波动平稳，对我们更加友好。低GI食物对管理、改善和控制高血糖，改善胰岛素抵抗、2型糖尿病，降低心血管疾病患病风险，抑制肥胖，抗高血压等都非常重要。

将血糖水平控制在正常范围是胰岛素的全部工作动力，当血糖升高时，胰腺立刻分泌胰岛素，紧接着血液胰岛素水平上升，胰岛素积极工作，让血糖回落到正常范围。

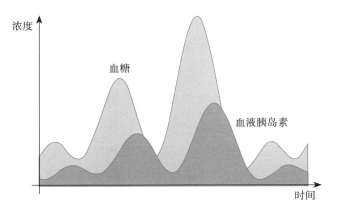

图 5-1　随时间推移血液胰岛素和血糖浓度的变化

如果我们不停地吃东西，食物诱导血糖浓度持续性升高，胰腺就会因血糖浓度上升而经常派遣胰岛素工作，慢慢地，胰岛素就不愿意再加班工作，因此消极怠工，这时就出现了胰岛素抵抗。由于胰岛素的工作效率下降，机体发现血糖浓度没有下降到正常范围，便会派更多的胰岛素出来一起工作，血液中的胰岛素浓度持续攀升，长时间处于高水平，逐渐发展成高胰岛素血症。胰岛素转变原来的工作模式，不再把葡萄糖送到细胞线粒体中，而是指挥肝脏将葡萄糖转化成甘油三酯，存储起来，人就会变胖，甚至生病。

GI值是从饮食着手预防与改善糖尿病的一个有效手段，是将碳水化合物与葡萄糖/白馒头/白面包在餐后提高血糖浓度的能力比较得出的。但是，我们的食物中包括蛋白质、脂肪、膳食纤维等其他成分，它们的协同作用会增强或减弱胰岛素反应。比如，米饭是东亚、东南亚国家的人们喜爱的一种主食，白米饭的GI值高于80，它属于高GI食物。如果在米饭中添加海苔和橄榄油等成分，就可以降低米饭的GI值（配方为34.8%的大米、2.8%的海苔、61.9%的水和0.5%的橄榄油），甚至可以降到52.9。

当糖代谢正常的时候，血糖指挥着胰腺和胰岛素行动，这时的胰岛素是"天使"；而当糖代谢不佳的时候，胰岛素抵抗、空腹高血糖、餐后高血糖相继出现，胰岛素就不听血糖的指挥了，这时胰岛素也就变成了"魔鬼"，最终引发2型糖尿病等代谢性疾病。

所以，比食物诱导的血糖水平更好的指标，是食物诱导的胰岛素分泌情况。平稳的胰岛素水平是让胰岛素按时出勤、认真工作的驱动力，也是减重并逆转胰岛素抵抗和2型糖尿病的关键。

血糖负荷（GL）

如果说GI值反映了碳水化合物的"质"，血糖负荷反映的就是摄入碳水化合物的"量"。GL值兼顾食物所含碳水化合物的总量对血糖的影响，更真实地反映了食物的血糖应答效应。

- GL值＝GI值×摄入的该食物中实际可利用碳水化合物的含量（克）÷100

根据GL值的不同，我们可以把食物分为高GL食物、中GL食物、低GL食物：

- GL值≥20，属于高GL食物；
- GL值在11~19，属于中GL食物；
- GL值≤10，属于低GL食物。

例如：桃子的GI值是42（属于低GI食物），每100克桃子约含10.4克碳水化合物，一个中等大小的桃子约重300克，那么一个桃子的GL值是多少？

$$300 克桃子的 GL 值 = 桃子的 GI 值 \times 300 克桃子中碳水化合物的净含量 \div 100$$
$$= 42 \times（10.4 \times 3）\div 100$$
$$\approx 13.1$$

看，300克桃子属于中GL食物，对血糖波动有一定的影响。如果吃450克的大桃子，GL值接近20，就是高GL食物了，对血糖波动影响很大。

再比如：香蕉的GI值为52，属于低GI食物。每100克香蕉中含有20.8克碳水化合物，一般一根香蕉的重量为100~400克不等，一根200克的香蕉的GL值 = $52 \times（20.8 \times 2）\div 100 \approx 21.6$，就属于高 GL 食物。

食用相同重量的食物，食物的 GL 值越高，血糖水平的升幅就越大。对于糖尿病患者和要保持体重的朋友来说，饮食要少量，品种尽量丰富一些。

碳水化合物是唯一直接升高血糖水平的食物成分，也是胰岛素分泌的主要决定因素。就单一的食物而言，GI 值揭示的是这种食物中碳水化合物对葡萄糖和胰岛素的反应能力，仅能预测这种食物的 76% 的餐后葡萄糖反应；而 GL 值能够更好地预测餐后血糖和胰岛素分泌情况，预测特定食物带来的 85% 的餐后葡萄糖反应。对混合膳食来说，GI 值无法很好地预测，而借助 GL 值可以预测混合食物 58% 的餐后葡萄糖反应和 46% 的餐后胰岛素反应。

由于过度的胰岛素分泌需求必定会导致胰岛素不敏感，以及机体的胰岛 β 细胞衰竭，因此高 GL 食物会增加糖前期和 2 型糖尿病的风险。GL 值也越来越多地被证明是糖前期和 2 型糖尿病的独立预测指标。

我的早餐建议是：主食可选择全麦贝果，而且贝果要冷藏 12~24 个小时，第二天加热后再吃。传统的贝果制作工艺不用一滴油，因此它属于低脂、低胆固醇食物。贝果在冷藏过程中，其中的一部分淀粉会转变为抗性淀粉。抗性淀粉属于膳食纤维，不易被肠道消化，进入结肠后被肠道微生物利用发酵，再被吸收。

它能够调节血糖水平，降低胰岛素反应，并利用身体储存的脂肪进行代谢，还能改善便秘，降低结直肠癌及其他癌症的发生风险。全麦面包的膳食纤维含量高于普通面包，经过一天冷藏保存后还能增加 10% 的抗性淀粉，因此无油的传统贝果中膳食纤维含量远远高于普通面包，它属于低 GL 食物，适合糖前期和糖尿病人群，以及有减肥需求的人群。

食物的胰岛素指数（II）

如果有一天，你发现自己的腰围变粗，体重增加，那么赶紧关注一下自己的糖代谢吧。这些症状很可能代表着你患有胰岛素抵抗或 2 型糖尿病，这些症状的起因和源头很可能是由食物引起的血糖和胰岛素的分泌问题，因为糖代谢不佳，通常首先表现出来的体征就是腰围增粗、体重超重和肥胖，所以我认为食物诱导的餐后胰岛素的分泌能力是管理体重，预防和逆转糖前期、2 型糖尿病、高脂血症等代谢性疾病的重要环节之一。

如果身体的各个器官长期浸泡在糖水中，同时血液中游荡着大量的 AGE 和"魔鬼"胰岛素，不知不觉中你的肚子会变大，腰围增粗，体重增加，血管壁脆化，就连患癌症的风险也增加了。刚开始，明显的改变可能只是"啤酒肚"突现出来，四肢并没有明显增粗的变化。腹部脂肪就像一个推手，它引发了 36% 的胰岛素升高和 33.8% 的甘油三酯升高，"啤酒肚"的状态持续

3~5 年，糖代谢、脂代谢指标都会慢慢变得不好看了。

肥胖、糖前期、糖尿病患者的血液中胰岛素水平较高，他们常被提醒要"少吃多动"，这句话本身没有问题，但是并没有想象中那么容易做到。

如果人体没有摄入足够的能量，身体就会处于低血糖水平，然后出现两个后果：第一个是总感觉饥饿，特别想吃东西；第二个是精力不足，这时身体会进行调节，以消耗更少的能量。所以，单纯依靠"少吃多动"来减轻体重是很难做到的。最重要的是，糖前期及糖尿病患者的糖代谢和正常代谢的人不一样，他们的"魔鬼"胰岛素会指挥血糖转化为脂肪，你一定能猜到这种后果。

我们已经从单一营养素转向混合饮食模式，所以只要保持胰岛素水平稳定，大脑就会向身体传达"饱了，精神足了，要外出运动"的信号。你会发现，这样比计算热量更有助于控制体重，能够更有效地预防或逆转糖前期和糖尿病。

很多高胰岛素水平的人同时还面临甘油三酯水平偏高、肥胖、超重、高密度脂蛋白水平低的问题。食物的胰岛素指数可以直接量化反映餐后的胰岛素分泌，不仅反映了碳水化合物对胰岛素的影响，也涵盖了碳水化合物含量低或不含碳水化合物的食物对胰岛素的影响，所以它已经被认为可以预测混合膳食对胰岛素的反应，以预防和管理胰岛素抵抗、2 型糖尿病、高脂血症等代谢性疾病。

血糖指数和胰岛素指数有什么不同？

食物的胰岛素作用与体重增加、2 型糖尿病、胰岛素抵抗，以及相关的代谢性疾病的预防和治疗关系非同小可。胰岛素指数和血糖指数不同，血糖指数主要考虑的是富含碳水化合物的食物对血糖的影响，对富含蛋白质和脂肪的食物相对考虑不足，而胰岛素指数在此基础上还涵盖了碳水化合物含量低或不含碳水化合物的食物对胰岛素的影响，更全面地兼顾了富含蛋白质和脂肪的食物。因此，碳水化合物含量相近的食物，其胰岛素指数会因为其中蛋白质和脂肪的含量不同而具有显著的差异。

胰岛素指数还揭示了非营养性甜味剂可以使胰岛素水平上升，这是一个可怕的事实。人工甜味剂减少了能量和糖的摄入，但没有减少胰岛素的分泌，例如：三氯蔗糖使胰岛素水平升高 20%，阿斯巴甜和甜菊苷的升胰岛素作用甚至强于食糖。基于超 10 万人的前瞻性队列研究发现，混合膳食中总的人工甜味剂摄入量高，使得心血管疾病发生概率增加 9%，脑血管疾病发生概率增加 18%，其中阿斯巴甜摄入量高会使脑血管事件发生概率增加 17%，安赛蜜和三氯蔗糖摄入量高，使冠心病发生概率分别增加 40% 和 31%。替代性分析的结果表明，用人工甜味剂替代添加糖并不能降低心血管疾病风险。

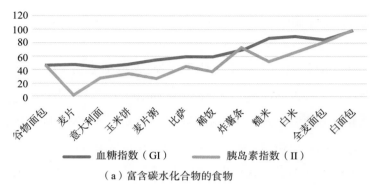

（a）富含碳水化物的食物

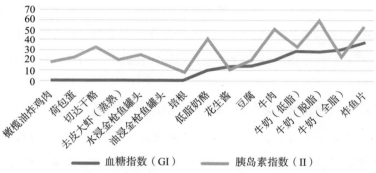

（b）富含蛋白质的食物

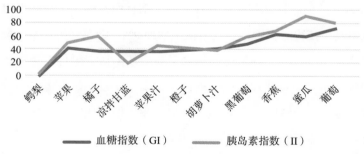

（c）水果、蔬菜类食物

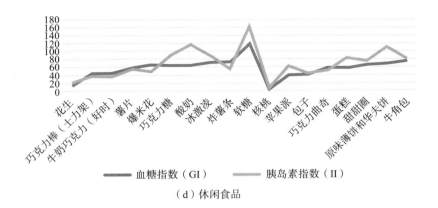

（d）休闲食品

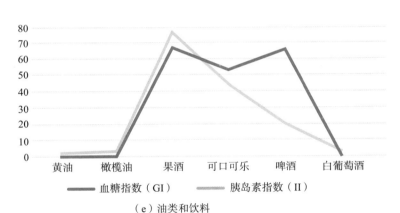

（e）油类和饮料

图 5-2　各类食物的血糖指数和胰岛素指数

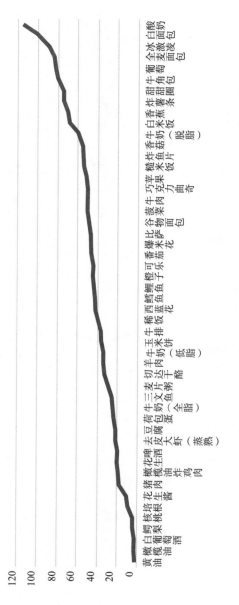

图5-3 50种常见食物的胰岛素指数

从图 5-2 和图 5-3 中，我们可以看到：摄入富含脂肪的食物后，胰岛素几乎不分泌；摄入碳水化合物含量越高、脂肪和膳食纤维含量越低的食物，对胰岛素分泌的刺激越大，可见脂肪和膳食纤维对胰岛素分泌有很大的缓冲作用。同样是金枪鱼，油浸金枪鱼的胰岛素指数要小于水浸金枪鱼。为了减肥，我们可以把油浸的金枪鱼换成水浸的。牛奶更是有违我们的思维定式：全脂牛奶的胰岛素指数小于低脂牛奶，低脂牛奶的胰岛素指数又小于脱脂牛奶。是不是颠覆了以往的减肥逻辑？我们以前总认为脱脂牛奶的热量要低于全脂牛奶，更有助于减肥。一项发表在《欧洲临床营养学杂志》的研究表明，在意大利面中混入 1 杯牛奶就可以使胰岛素水平飙升300%。如果你是一位糖前期或者糖尿病患者，从控制胰岛素平稳分泌的角度看，含优质脂肪的食物才更有利于你控制血糖，达到逆转高血糖、成功减脂、减重的目标。

在富含碳水化合物的食物中，面包和马铃薯是最容易刺激胰岛素分泌的。相比之下，意大利面、燕麦粥、全麦麸的食物虽然碳水化合物含量很高，但刺激分泌的胰岛素较少。

要把总体胰岛素波动水平控制好，也就是说要控制会刺激胰岛素大量分泌的食物摄入。比如黄油（天然动物黄油）是用牛奶加工出来的一种固态油脂，牛奶的脂溶性营养成分都浓缩在这里。黄油本身不会刺激胰岛素分泌，少量地吃些黄油对于糖前期和糖尿病患者不是坏事，它不仅提供了对身体有益处的优质脂肪酸、ω-3 脂肪酸、维生素 A、维生素 D、维生素 E、维生素 B_1、

维生素 B_{12}、维生素 K、磷脂、胆固醇等，同时能带来饱腹感，不会导致糖尿病患者最容易出现的"吃了碳水化合物比例高的早餐后，很快就饿了"的现象，还能让需要减重的人成功减脂、减重。黄油中的饱和脂肪酸是反刍动物特有的丁酸，可以减少消化系统的炎症，能作为克罗恩病患者的辅助饮食疗法。但如果黄油和面包一起吃，就属于低脂肪、高碳水化合物的食物，其胰岛素指数会迅速升到较高的 74（类似甜甜圈）。胰岛素受到精制碳水化合物的刺激后，再次变身"魔鬼"，指挥葡萄糖进入肝脏被转变为脂肪，这样自然就不可能成功管理体重，也无法控制好血糖。有研究显示，摄入低脂肪和高碳水化合物的食物，会升高甘油三酯水平，降低高密度脂蛋白水平。

第二部分
对抗糖前期，应该这么吃

第 6 章
主食、蛋白质食物、蔬菜和水果，你吃对了吗？

2022 年春节后，米妈为了儿子小米的肥胖问题，辗转找到了我。见到小米的第一眼，我就被小米微微隆起的"啤酒肚"吸引了。小米刚上小学 5 年级，他的体重刚达到"超重"的程度，他还远不算肥胖，但他的胃部和肚子已经连成了一个"山丘"，隆起的肚子和小米的年龄完全不相符。为了小米的体重，妈妈真是操碎了心，督促他加强体育锻炼，增加跳绳和跑步的强度，但都无法阻止小米的腰围数值迅速增长。小米还有一个喜欢吃零食的习惯，运动量越大，小米越饿，也就越是吵着要吃零食。我对小米的要求是：第一，好好吃饭，每顿饭都要有主食、蛋白质食物和蔬菜；第二，不可以过度运动，每天适量运动，快走 30 分钟即可；第三，每顿饭都要给我拍照。当时正值新冠肺炎疫情非常严重，小米天天在家上网课，运动只限于完成每天学校的体育课打卡。经过两个星期的饮食调整，小米的"啤酒肚"完全消失了，而且不再吵着吃零食了。小米对妈妈说："食物太神奇了！"

你以为的蔬菜，可能是主食

什么是主食？

什么是主食？

顾名思义，主食就是我们餐桌上最主要的食物。

古人从以渔猎为生转为定居农耕生活后，主食也从以动物为主转为以黍、粟、稻、麦等含有大量淀粉的禾本科植物果实为主。这些植物经过改良后，给我们提供大量的碳水化合物，作为我们赖以生存的能量（热量）来源。现代人的传统主食可分为面类主食和米类主食两大类，前一类包括面包、馒头、面条、饺子、油条、包子等，后一类就是米饭、米粉、方便米饭、方便米粉等。亚洲人的主食是以稻谷为主的米面食物，大部分西方人的主食是以小麦粉为原料的面包和根茎类食物（比如马铃薯），南美洲人的主食是玉米和玉米饼，这些食物都含有丰富的碳水化合物。我国北方以小麦为主食，南方则是稻米的天下，馒头、面条、米粉、肠粉、团子、馄饨、饺子都是小麦和稻米加工后的产品。

所以，主食有什么共性呢？你应该已经注意到了，它们都富含碳水化合物。

你的早餐，吃的全是主食吗？

从互联网在线点餐的早餐餐品分类占比看，有近 1/3 的餐品是组合主食。各种主食类食物混搭，作为一天中最重要的早餐，已经成为大家认可的早餐结构。在大量碳水化合物的背后，有个令人担忧的隐患：优质蛋白质、优质脂肪、维生素和矿物质摄入均不足，营养不平衡。如果一年到头这么吃，时间久了必然会造成营养失衡、胰岛素抵抗，也就是我们都不希望看到的糖前期。这些甜甜糯糯的碳水化合物，就是医生一再嘱咐少吃的"糖"。

早餐营养均衡，为什么那么难呢？价格便宜是大家选择组合主食作为早餐的一个非常重要的因素。电商平台、连锁店、街边小贩的早餐定位普遍在 15 元以下，几乎都是由各种主食组成的，比如生煎包、小笼包、油条、煎饼、烧饼等。这是因为如果搭配了奶酪、鸡蛋等优质蛋白质和营养密度高的蔬菜，这顿早餐的价格就要高于 20 元，有相当一部分人会接受不了。这可能是健康早餐的理念无法真正落到实处的原因之一。

你吃的主食是真正的食物还是超加工食品？

菜场卖的整粒麦片是食物，超市卖的免煮麦片是加工食品；预包装的整粒燕麦、钢切燕麦是食物，燕麦奶是超加工食品。食物是天然的，由大自然孕育；而食品是人类改造过的，经过了初级加工，甚至是超加工。从营养价值来看，整粒燕麦/麦片的营养价值最高，燕麦奶的营养价值最低。从健康角度来看，天然食物对人类的健康是最有益的，超加工食品对人类的健康是有害的。

整粒麦片和免煮麦片的区别在于：整粒麦片需要用水煮约10分钟才能获得适合大多数人的柔软口感，吃的时候经牙齿咀嚼后才能吞咽；而免煮麦片属于加工食品，它经过加工后去除了胚乳、胚芽和膳食纤维，留下的主要是淀粉，用水简单地冲泡一下就成为燕麦糊，不需要咀嚼就可以咽下去，吃下的几乎都是快速升高血糖的淀粉。再来看一下燕麦奶，整粒燕麦经过超加工后成为燕麦奶，膳食纤维和蛋白质仅相当于整粒燕麦的7.9%和7.7%，为了增加润滑的口感还添加了菜籽油、改良剂复合磷酸盐（磷酸氢二钾、磷酸钙等）、碳酸钠或碳酸钙、食用盐等，所以燕麦奶属于超加工食品。请记住，整粒燕麦/麦片是大自然造就的食物，包含了100%燕麦的营养物质和营养价值，对我们是有益的；免煮麦片是经过加工的食品，营养价值仅剩整粒燕麦中的部分淀粉；燕麦奶是超加工食品，并且不含牛奶，营养价值贫瘠，有多种化学添加剂，更增加了糖尿病和胰岛素抵抗等疾病的发生风险。

随着工业化、城市化的发展，食物也在进行工业化变革，以适应越来越快的生活节奏，越来越多经过工业化超加工的主食占据了我们的餐桌。我们曾经的主食——稻米、小麦、玉米、薯类等，如今作为食品的加工原料，通过加工工艺得到改造，比如：添加化学防腐剂以延长食品的保存期，添加化学改良剂以改变米面制品隔夜易老化开裂的自然特性，添加香精、色素及人工甜味剂以博取特定消费人群的喜好；同时，将膳食纤维、B族维生素和矿物质提取物制成其他加工食品，留下了更多的淀粉，让消费者仅需要简单处理就可以食用，要知道免煮燕麦只需开水冲泡几分钟就可以食用，而燕麦奶直接拧开盖子就可以喝了。

超加工食品与天然食物相比，在缺失了对我们身体有益的营养物质的基础上，更是添加了大量的防腐剂、增色剂、调味剂、改良剂等食品添加剂。有人说，长期吃超加工食品的人会慢慢变傻，是真的吗？

研究发现，当你每天进食的超加工食品占食物总摄入量的1/5时，就有可能影响大脑的认知能力。每天摄入的超加工食品在食物总摄入量中的占比每增加10%，就会增加15%的2型糖尿病患病风险，增加13%的代谢性疾病患病风险，增加13%的超重风险。

看到这里，请立刻检查一下你的厨房和购物清单，你吃的是天然食物，还是会增加糖尿病和胰岛素抵抗风险的超加工食品？

五彩的主食才是真正的主食

前面我们提到过，富含碳水化合物的食物都应该归类为主食，包括谷类、杂豆类，以及淀粉含量丰富的蔬菜。

谷类食物，主要是指禾谷类作物的果实及其制品，包括麦类（小麦、大麦、燕麦、黑麦、荞麦）、稻类（籼稻、粳稻、糯稻）、玉米、高粱、粟（小米）、黍（黄米）、藜麦等。根据谷粒的加工程度不同，我们可以把谷类分为精制谷物和全谷物。精制谷物就是我们常吃的最主要的粮食，如精白米、精白面粉等。那么，全谷物和我们常说的"粗粮"一样吗？

全谷物一定是粗粮，而粗粮不一定是全谷物。全谷物是完整或者碾碎后的颖果（禾本科植物特有的果实类型），主要由糊粉层、胚乳、胚芽与麸皮组成，而且各部分的比例应该和完整的颖果一致。全谷物的精制度最低，精制谷物的精制度最高。如果谷物的精制度低于精制谷物而高于全谷物，就是不完整的全谷物，比如：去除了玉米胚芽的玉米碎，因为不完整了，所以不能算是全谷物，却属于粗粮。从谷物的颗粒度看，全谷物的精制度最低，其颗粒度也最大；精制大米和面粉的精制度最高，其颗粒度也最小。谷物的颗粒大小是影响餐后血糖反应的重要因素之一，精制度越高意味着其颗粒结构被破坏得越厉害，谷物的颗粒度也越小，我们的消化难度就越低，引起的血糖反应就越剧烈。所以，进食更大颗粒度的全谷物可以减少食物与消化酶接触的表面积，有助于稳定餐后血糖水平。整粒谷物做成的面包和意大利面与由精制小麦粉做成的馒头和面条相比，能够显著减弱餐后的血糖反应。粗粮可以提供更多的膳食纤维、B族维生素、胡萝卜素、矿物质、益生元等营养成分，更显著地减弱餐后血糖反应，降低血糖指数，而且含有增加组织对胰岛素敏感性的肌醇，能调整胰岛素抵抗。

杂豆类是指淀粉含量较高的豆类。豆子是植物的种子，植物妈妈给种子储存了丰富的淀粉，用作后代萌芽后生长过程中的营养保障。杂豆类包括蚕豆、白豆、芸豆、绿豆、红豆、刀豆、大豆、毛豆等，荷兰豆以外的豆类几乎都可以归到杂豆类。

富含淀粉的蔬菜包括瓜果类蔬菜和根茎类蔬菜。瓜果类蔬菜是以开花后结出的果实或种子作为收获对象的蔬菜，如黄瓜、南瓜、丝瓜、瓠瓜、冬瓜等；根茎类蔬菜主要是指食用的部分为植物根茎的蔬菜，如马铃薯、藕、茭白、百合、洋葱、菱角、慈姑、芋头、荸荠、山药、甘薯、萝卜等。瓜果类蔬菜和根茎类蔬菜的血糖指数和血糖负荷要比非淀粉类蔬菜高，从管理血糖、管理胰岛素的角度看，我把这些蔬菜都归为主食。

大自然赋予这些富含碳水化合物的食物斑斓的色彩。红色的甘薯、橙黄色的南瓜和胡萝卜、绿色的瓜果和豆类、白色的全谷物，它们不仅含有丰富的碳水化合物，更富含植物来源的蛋白质、维生素、矿物质、膳食纤维，以及多酚、异黄酮、胆碱、植物甾醇、植酸等植物化学物质，能够帮助激活胰岛素敏感性、改善葡萄糖耐量，有助于降低糖尿病并发症的发生率。

所以，真正的主食一定是五彩斑斓的。

简单的糖vs复杂的糖

碳水化合物是人体的主要能量来源，也是最简单、最清洁的能源。

植物从太阳那里获取光能，从土壤中的水、空气中的二氧化碳中得到碳、氢、氧，制造出了碳水化合物。膳食中主要的碳水化合物包括单糖、双糖、多糖，其中只有单糖才是我们身体可以吸收的化学物质，而双糖和多糖只有被降解为循环终产物——单糖后，才能被身体吸收。常见的单糖主要有葡萄糖、半乳糖和果糖。

简单的糖和复杂的糖

我们常说的血糖水平就是血液中的葡萄糖含量。进食含碳水化合物的食物后，碳水化合物最终在肠道被分解为葡萄糖，并进入血液循环网络。血液中葡萄糖含量的增加意味着血糖水平的升高，葡萄糖含量越多，血糖升高得越快。单糖中葡萄糖升高血糖的速度是最快的，正常情况下，食物被分解为葡萄糖，引起血糖水平升高并达到最高峰的时间是 0.5~1 个小时。单糖的另外两位"兄弟"半乳糖和果糖，都会先被送到肝脏代谢，再到达血液，比葡萄糖直接通过肠道到达血液的路途远多了，所以半乳糖和果糖升高血糖的速度明显比葡萄糖慢，不容易导致高血糖的发生。

孤独的单糖：
葡萄糖
果糖
半乳糖

手牵手的双糖：
乳糖＝半乳糖＋葡萄糖
蔗糖＝果糖＋葡萄糖
麦芽糖＝葡萄糖＋葡萄糖

像糖葫芦一样的多糖（聚糖）：
淀粉＝无数个葡萄糖手牵手连接而成
糖原＝每 4 个葡萄糖一组相聚连接
膳食纤维＝不被消化的多糖类碳水化合物和木质素的总称

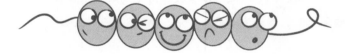

图 6-1　碳水化合物分为单糖、双糖、多糖

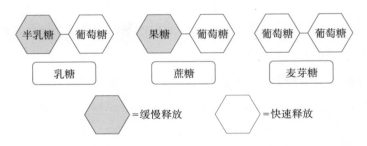

图 6-2　快速释放（迅速升高血糖）和缓慢释放（缓慢升高血糖）的糖

麦芽糖属于双糖，由两个葡萄糖分子组成，延续了葡萄糖快速升高血糖的能力；淀粉属于多糖，在十二指肠被分解为麦芽糖、麦芽三糖，同样能够快速释放葡萄糖，从而迅速升高血糖。因此，我把糖分成两类：

- 简单的糖：能够快速升高血糖的葡萄糖，以及能够快速释放葡萄糖的麦芽糖和淀粉
- 复杂的糖：因为路途遥远、行动缓慢，不容易引起血糖迅速升高的各种糖

简单碳水和复杂碳水

大自然给予我们的天然植物性食物中混杂着各种各样的碳水化合物，我们将碳水化合物分成简单碳水化合物和复杂碳水化合物：

- 简单碳水化合物：仅由简单的糖组成的碳水化合物称为简单碳水化合物，简称"简单碳水"，主要存在于白糖、红糖、麦芽糖、葡萄糖、蜂蜜、糖浆、淀粉、精制大米和谷物中，它们能够快速释放葡萄糖，并迅速升高血糖。简单碳水会导致血糖迅速升高，胰岛素水平也迅速升高，并产生促炎性细胞因子（一系列可以增加炎症并导致疾病进一步发展的蛋白质分子），诱导发生胰岛素抵抗

- 复杂碳水化合物：包含各种复杂的糖的碳水化合物统称为复杂碳水化合物，简称"复杂碳水"，它们存在于全谷物、根茎类蔬菜、叶菜类蔬菜、瓜果类蔬菜、水果等中，缓慢地释放能量，不会造成血糖迅速升高，有些甚至不被机体吸收。复杂碳水中除了葡萄糖外，还含有人体必需的维生素、矿物质、蛋白质、膳食纤维以及植物多酚等物质

复杂碳水又分为升糖的复杂碳水和不升糖的复杂碳水。

- 升糖的复杂碳水，如全谷物、根茎类蔬菜、部分瓜果类蔬菜和水果，含淀粉多、富含葡萄糖
- 不升糖的复杂碳水，如叶菜类蔬菜、其他瓜果类蔬菜和水果，它们几乎不含淀粉和葡萄糖

从血糖和胰岛素升高的速度看，不升糖的复杂碳水几乎不会升高血糖，其次是升糖的复杂碳水，简单碳水使血糖和胰岛素水平升高的速度最快。不升糖的复杂碳水不会造成血糖和胰岛素水平迅速升高，能够减少炎症发生，改善胰岛素抵抗。

简单碳水中的葡萄糖在细胞线粒体中经过正常的有氧代谢，产生能量，同时也会产生活性氧。如果我们吃了一个白馒头（简单碳水），馒头中的大量淀粉就会被分解为葡萄糖，血糖迅速升高，同时产生的大量活性氧会引起氧化应激反应，破坏线粒体功

能，刺激促炎性细胞因子产生。越来越多的证据显示，高血糖诱导氧化应激并促使胰岛素信号通路失活，慢性炎症反应通过促炎性细胞因子诱导发生胰岛素抵抗。

现代生活节奏快，我们吃到的大部分食物属于简单碳水，其能量密度高、营养密度低、缺乏抗氧化能力，而且往往会过量摄入，从而造成血糖水平异常升高；它们产生的大量活性氧刺激产生氧化应激，阻碍线粒体的功能正常发挥，促进胰岛素抵抗。以各种碳水化合物的形式存在的各种食物，其简单碳水和复杂碳水的组成比例是决定餐后血糖水平的最主要因素。比如：白粥是简单碳水，会迅速升高血糖；甘薯粥、藜麦红豆粥是升糖的复杂碳水；肉糜菠菜甜荞麦粥（纯甜荞麦熬成粥，其中肉糜和菠菜是主角）是不升糖的复杂碳水，不会造成血糖水平迅速升高。再比

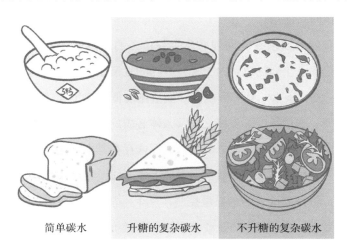

简单碳水　　　升糖的复杂碳水　　　不升糖的复杂碳水

图 6-3　简单碳水、升糖的复杂碳水与不升糖的复杂碳水

如切片面包是简单碳水，全麦切片面包（配方表中全麦粉排在第一位）是升糖的复杂碳水，切片面包夹蔬菜和鸡蛋做成三明治是升糖的复杂碳水，切片面包烤干后切成丁拌入蔬菜沙拉是不升糖的复杂碳水。如果我们每天吃的碳水化合物摄入后能使血糖水平始终保持在正常范围，就有利于血糖的控制；而当血糖水平长期处于较高的状态时，就会产生不良后果，引发长期炎症反应，最终导致胰岛素抵抗或胰岛素敏感性丧失。

胰岛素抵抗问题普遍存在于患肥胖、2 型糖尿病、血脂异常、高血压、代谢相关脂肪性肝病的人群中。他们体内合成的肌糖原相比正常状态减少了 60%，合成的肝脏脂肪增加了 1.4 倍，肝脏脂肪酸增加了 2.2 倍，导致血浆甘油三酯水平升高了 80%，高密度脂蛋白水平降低了 20%，这些也提示了非酒精性脂肪肝病的患病风险可能增加。

我始终要求我的调理对象每餐摄入的不升糖复杂碳水占到一餐中碳水化合物总量的 50%，升糖的复杂碳水和简单碳水各占25%。复杂碳水的营养密度高、能量密度低，除了葡萄糖，还含有寡糖、膳食纤维等多糖，以及人体必需的维生素和矿物质，还有蛋白质和多酚等以络合或混合的形式存在其中，通过螯合离子抑制活性氧产生，减少促炎性细胞因子生成，逆转胰岛素抵抗。同时，将每天摄入的水果量控制在 1 个手掌。6 个月后，他们的胰岛素抵抗体征都有明显改善，胰岛素抵抗临床指标几乎都正常了，餐后血糖和糖化血红蛋白水平显著下降。

蔬菜水果本一家，能互相替代吗？

蔬菜和水果都取自植物的可食用部分。虽然我们一般可以很容易地把一种食材归为"蔬菜"或者"水果"，但这不是一种科学的分类方法，更多的是一种习惯指称。

一般而言，水果是指含有种子的植物器官，多汁而甘甜；而蔬菜是指可用于烹调做菜的植物的不同部分。这样的总结大致算合理，不过还有许多例外。比如樱桃番茄，常被当作水果；水果玉米也因为口感香甜而被当作水果。蔬菜和水果的划分更多的是一种传统的主观认定。

水果不能代替蔬菜！

从控制血糖的角度看，蔬菜和水果最大的区别在于含糖量。蔬菜含有的碳水化合物中膳食纤维的比例比较高，在产生相同热量的前提下能提供更多的膳食纤维，因此大部分蔬菜的GL值低于水果的。水果比蔬菜更容易刺激胰岛素分泌，食用蔬菜对控制血糖来说更有利，也更适合糖前期和糖尿病患者。

从管理体重的角度看，如果能够做到每天多摄入 100 克绿色蔬菜，平均每天可以减重 25 克；如果每天多吃 100 克红色或黄色的蔬菜，平均每天能减重 74 克；如果每天多吃 100 克葱类蔬菜，平均每天减重 129 克。但如果每天多吃 100 克水果，那么平均每天增重70克，吃低纤维含量、高热量的水果更容易增加体重。

所以，对于有强烈意愿逆转糖前期或者因为糖尿病来找我的患者，由于水果会升高血糖和胰岛素水平、增加食欲，我都建议他们把水果归入主食类，相当于留出一部分主食的份额给水果。这样一来，既尝到了美味，又减少了糖的摄入量。

平衡血糖激活胰岛素饮食餐盘，逆转糖前期！

"平衡血糖激活胰岛素饮食餐盘"（Blood glucose balancing plate，简称"Bgb plate"）是儿子和我共同的发明。我们研究了食物中天然存在的、烹饪加工后、工业化超加工后产生的物质之间的变化，以及饭后身体代谢产生的标志物；学习了美国妙佑医疗国际（更广为人知的原译名是梅奥诊所）的糖尿病患者营养食谱、蝉联最佳饮食的地中海饮食和降血压饮食方法，结合了营养诊疗科学、表观遗传学、生理学、食品工程学、食品化学、医学检验等多学科的新发现，更侧重于关注代谢标志物和激素，从食物中几百种物质进入人体后发生的几千种代谢变化中归纳出一套简单易操作的饮食方法，它能帮助我们逆转胰岛素抵抗，改善全身代谢。

Bgb plate不只是一个餐盘，而且代表了一种可以增加胰岛素敏感性、激活胰岛素传导的科学饮食方式。

科学饮食是良药。Bgb plate帮助过很多被高血糖、高血脂、高血压等问题困扰的亚健康人群。我们的目标是不节食、不代

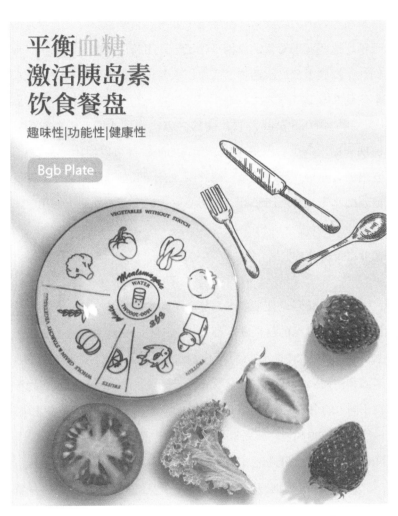

图 6-4　Bgb plate（专利号：ZL201930742864.4）

餐、不剧烈运动，不改变原有的饮食喜好和生活节奏，不放弃美食和甜点，因为需要做的改变越少就越容易坚持。经过 6 个月的干预，这些调理对象的血糖平稳了，外用胰岛素剂量减少了，他们甚至摆脱了胰岛素药物，高血压恢复正常，脂肪肝消失，成功率达到 95% 以上。

我们把 Bgb plate 及它代表的健康饮食方式推荐给所有的糖前期和糖尿病患者，平时盛放食物的时候都可以使用这种餐盘；它也适合希望减脂、减重、减腰围，有降低肾源性高血压、降低血尿酸水平、缓解脂肪肝、预防心血管疾病需求的朋友使用。

Bgb plate 带来的健康益处

Bgb plate 强调把精制米面等简单碳水和整粒谷物、豆类、淀粉类蔬菜等升糖的复杂碳水都归类为主食，把叶菜类蔬菜、瓜果类蔬菜、菌菇类和海洋植物等不升糖的复杂碳水作为蔬菜，用动物来源和植物来源的食物提供蛋白质。至于新鲜的水果，我们可以根据不同人的个体代谢特点，归类为主食、餐后零食，或者戒断水果，最终达到改善和逆转胰岛素抵抗、平稳血糖、减低肾源性高血压、降低尿酸、缓解肝功能、消除血管炎、预防心血管疾病的目标。

Bgb plate 鼓励吃天然食物，用简单烹饪代替复杂烹饪，用物理方法提炼的植物油和动物油代替化学精炼的植物油，用美味的香草和香料烹饪以减少合成调味品的使用，用各种含天然增鲜物质的食物代替合成味精和调味品以提高菜肴的鲜度，用天然食物的甜度代替合成的添加糖，借助药食两用食材获得大自然赐予的健康功效，饮用白开水、香料茶、淡茶水、柠檬茶、罗勒茶来为身体补充水分。

Bgb plate也强调分餐制，这有利于阻断幽门螺杆菌的交叉感染。

还有一点很重要：Bgb plate几乎对任何食物都没有限制，因此不难践行，更容易长期坚持。

遵循Bgb plate饮食方法会带来许多健康益处：

（1）平衡血糖，控制、逆转糖前期和糖尿病

（2）减脂、减重，减少腹部脂肪，减小腰围

（3）改善胰岛素诱导的高血压、高尿酸

（4）重获健康的心血管系统和健康的大脑

（5）改善骨关节炎

（6）预防幽门螺杆菌感染

（7）预防癌症及慢性疾病

遵循Bgb plate饮食方法会带来有益的生物标志物：

（1）高膳食硝酸盐

（2）高类胡萝卜素

（3）高抗氧化能力（ORAC）值

（4）低升糖指数、低血糖负荷

（5）低晚期糖基化终末产物

（6）高水平高密度脂蛋白

（7）低白细胞介素、低C反应蛋白等炎症指数

我们的一顿整餐通常由多种食物组成，而不是单一的某种食物，在没有工具的情况下，很难通过目测得知各种食材的重量，以及确定各种食物提供的营养和热量是否达到要求。但我们只要简单地看一眼Bgb plate，就能知道主食、蛋白质食物和蔬菜的比例和总量是否合适。

Bgb plate背后的科学

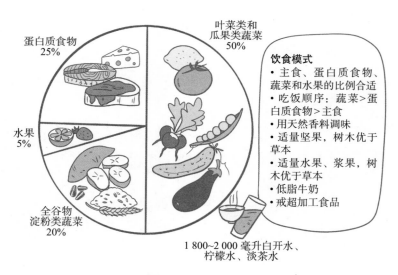

图6-5　平稳血糖、激活胰岛素的饮食模式

常见的糖尿病饮食模式分为 4 种：低脂饮食、低碳水饮食、地中海饮食和纯素饮食。这些饮食模式从不同的角度出发，但都宣称具有减重、帮助控制血糖、改善代谢水平的能力。其中低脂饮食和低碳水饮食较符合中国人的饮食特点。低脂饮食是指膳食中每日由脂肪提供的热量少于总热量的 30% 的膳食策略。低碳水饮食是指膳食中每日由碳水化合物提供的热量少于总热量的 40% 的膳食策略。低碳水饮食比低脂饮食更少引发炎症。研究发现：在某些时间点与低脂饮食相比，低碳水饮食在降低糖化血红蛋白、空腹血糖、甘油三酯水平及升高高密度脂蛋白水平上更有优势。这可能是因为低碳水饮食不会引起血糖水平剧烈波动，导致胰岛素和促炎细胞因子水平波动更小，最终增加了胰岛素敏感性。

　　Bgb plate 饮食方式提倡多摄入富含膳食纤维的食物，这样做有助于改善胰岛素敏感性。碳水化合物中膳食纤维所占比例大幅下降，这是现代饮食在过去 50 年中发生的变化之一。从富含膳食纤维、复杂碳水的食物，转向富含精制碳水的饮食，这与心脑血管疾病、2 型糖尿病、肥胖症的发病率上升关系匪浅。不溶性膳食纤维能够增强被消化的食物保持水分的能力，增加粪便的体积和排便次数，并缩短胃肠道通过时间。可溶性膳食纤维能够延长食糜通过胃肠道的时间，与某些营养物质（如胆固醇和矿物质）结合，并减少它们的吸收。富含膳食纤维的食物被证明有助于减缓炎症反应，减少促炎性细胞因子的产生，改善胰岛素敏感性，调节饮食后的血糖水平，调节胃促生长素（食欲刺激素）的分泌，降低肠道通透性，并调节免疫系统。

Bgb plate饮食方式对简单碳水、升糖的复杂碳水、不升糖的复杂碳水、蛋白质食物的比例进行调整，并且用直观的方式提醒使用者制作出适合自己的健康饮食，用健康食物中的丰富营养和抗炎物质唤醒沉睡的表观基因，恢复激素正常分泌，修复受损细胞，从而重获身体与生俱有的健康。

如何使用Bgb plate？

让我们学会"用眼睛吃饭"，借助Bgb plate制作适合自己的健康饮食。

主食、蔬菜、蛋白质食物的最优比例为 1 : 2 : 1

每个人都是独立的个体，有个性化的遗传基因和表观基因，代谢能力也各不相同。这些个性化特征导致我们所需要的能量也不完全相等。不过，聪明的基因在制造独立个体的时候也附带制作了个性化的度量工具，那就是我们的手掌——不包括手指的完整手掌的体积（面积×厚度）。

吃一顿整餐时，我们对主食、蔬菜和蛋白质食物的需要量，可以用自己的手掌为单位计算，分别是1个手掌、2个手掌和1个手掌。按这个比例用Bgb plate盛放食物，主食、蔬菜、蛋白质食物的份额分别是 1/4、1/2 和 1/4。

馄饨、饺子属于低血糖指数的食物，由于饺子包含面粉、蔬菜、肉类或蛋类及油脂类食材，内馅种类丰富，而且对餐后血糖影响较小，所以医生会建议糖尿病患者适当食用饺子。但任何食物吃多了都不好，饺子就是一种非常容易吃多的菜肴。我们根据饺子使用的面粉、蔬菜、肉类的比例计算，如果只吃一盘饺子，那么面粉的比例要高于Bgb plate中主食的比例，蔬菜的比例则远远低于Bgb plate中蔬菜的比例。所以，用Bgb plate盛放馄饨、饺子这类有馅料的食物时，应该按照饺子和蔬菜各 1/2 Bgb plate的比例盛放，额外增加了蔬菜，就能在享受饺子美味的同时尽可能满足各类食材的合适比例。

刚开始使用Bgb plate，你可能会有些不适应。如果这顿吃多了，可以在下一顿的时候按比例减少一些；如果这顿吃得不够，吃完这盘后请按Bgb plate的比例继续添加，如此循环，直到八九分饱。只要坚持 3 天，你就会发现，一餐食物的总摄入量比以前少了，这就是大家常说的"胃缩小了"。

我有个好朋友是销售部管理者，她的体重超标已经影响到了团队的销售量，这对她来说是极大的打击。我对她的要求非常简单：随身带着Bgb plate，无论是在哪里用餐都必须随身携带，并且把Bgb plate要求的各类食物的比例深深印在脑海中，达到"Bgb plate在心中"的境界。朋友非常认真地实施和执行。一次午餐时，她点了一份健康沙拉，特意把沙拉里面的球生菜、芝麻菜放到了Bgb plate的蔬菜位置，把南瓜、藜麦、小胡萝卜、红豆放到主食位置，把鸡胸肉放到蛋白质食物的位置，结果竟然发现一份沙拉的量远远大于一盘Bgb plate可以盛放的量。按照顺序吃完一盘后，她又盛了第二盘。继续按顺序吃完蔬菜和蛋白质食物后，身体的反馈表示她已经没有那么饿了，她就把第二盘的主食留下不吃了。这时候她发现，沙拉碗里面竟然还有剩余沙拉。朋友告诉我：以前这么一盘沙拉，她肯定吃得完，但这次用了Bgb plate后，竟然还会剩下，自己肥胖的原因一定是吃得不科学。坚持了仅仅2周，朋友的腰围就减去了3厘米，她觉得整个人都轻松了，工作效率也提高了。

难以估算食材生重？我们只看熟的！

如果你是一位糖尿病患者，医生一定会嘱咐你注意饮食，比如："一餐可以吃1~2两主食、2两蛋白质，一天吃1斤蔬菜。"[①]因为不同的人用不同的方法制作出来的食物重量是有区别的，为了统一标准，糖尿病患者配餐中所指重量均为食物的生重，也就是说所有规定的食物重量并不是经过加工后的重量，而是烹饪之前的原料实际重量。但是，治疗药物的使用剂量和你吃下去的食物量是相关的。

我们知道，食物被加工和烹饪后，重量会有所改变，这和

---

① "斤"和"两"是生活中常用的重量单位，1两=50克，1斤=500克。

每个人烹饪时加入的水量有关系，也和食物在烹饪过程中发生的物理化学变化有关。

"好难啊！"

"没法掌握！"

很多朋友都犯难，觉得没法按照医生要求的食物摄入量执行。

Bgb plate的方便之处就在这里凸显了。它计算的食物重量是烹饪后的熟重，无论你用什么方式烹饪，都可以把食物盛放到Bgb plate中相应的区域，只要保持高度相同，随意瞥一眼就能知道食物总量是否达标，以及不同种类的食物比例是否正确。

有一个"聪明"的朋友，在使用Bgb plate时觉得主食的区域太小了，就把米饭盛到一个小碗里，并且把米饭压实，堆得高高的，放在Bgb plate的主食位置，当时确实让我大吃一惊。请注意，主食、蔬菜和蛋白质食物盛放在Bgb plate中时厚度/高度应该是一致的，这样才能符合合适的比例要求。

让胰岛素规律生活：按时按点吃饭

胰岛素抵抗就是胰岛素消极怠工，出工不出力，这些都是因为常年让胰岛素加班工作，才造成了胰岛素对工作的消极态度。

胰岛素的分泌有两种情况。第一种情况下，分泌源自血糖的召唤。食物引起血糖水平升高，胰腺发现血糖升高后即分泌胰岛素，胰岛素的工作就是把血液中的葡萄糖送入细胞的线粒体，让血糖水平保持在正常范围。第二种情况下，由于胰腺太聪明，它会记住平时的工作时间，也就是说会在固定就餐时间主动分泌胰岛素。如果三餐固定时间是 8 点、12 点、17 点，那么到了这三个时间点，胰岛素就会被派出来等候工作；如果一天吃两餐，时间是 10 点和 20 点，那么到了这两个时间点，胰岛素会出来等候工作；如果周一到周五是 8 点、12 点、17 点吃饭，周六和周日是 10 点和 20 点吃饭，那么下周一聪明的胰腺会在 8 点、10 点、12 点、17 点、20 点这五个时间点主动出来等候工作，到了周一上午，你即使早晨 8 点吃过早餐，10 点的时候也会觉得饿，但你并不会进食。就好像《狼来了》的故事，久而久之，胰岛素就会产生消极的工作态度，出工不出力，导致胰岛素抵抗。当然，也有个别特殊的个体，看到或闻到食物的香味，胰岛素就出来干活了。

我对调理对象的要求是：在正餐时间按比例吃饭，非正餐时间不吃含淀粉的食物，也就是说如果非正餐时间感觉饿了，不吃迅速升高血糖的食物。没有血糖的召唤，胰腺就可以安静休息。胰腺生病绝大多数是暴饮暴食造成的，所以不让胰腺在非工作时间工作（分泌胰岛素）非常重要。

因此，我建议你从现在开始规划出自己相对固定的吃饭时间，无论是一天两餐，还是三餐、四餐，重要的是把吃饭的时间固定下来，然后自律地遵照执行。

按顺序吃，少放点儿盐

改变营养素吸收速率，是一条与糖尿病特别相关的治疗原则。先吃蔬菜和蛋白质食物，然后吃主食，采取这种膳食模式，蔬菜中的膳食纤维和优质蛋白质就会让胃排空延迟，植物中的膳食纤维抑制了肠道吸收主食中葡萄糖的吸收速率，阻止血糖快速升高，降低升糖指数。在蔬菜和肉类之后再吃主食，防止了餐后葡萄糖和胰岛素水平剧烈波动，降低了糖尿病、肥胖和心血管疾病的患病风险，我将在下一章详细讨论。

Bgb plate 要求你按照顺时针的顺序，先吃蔬菜，再吃蛋白质食物，最后吃丰富多彩的主食，感到八分饱的时候，就不吃了。

只吃蔬菜和蛋白质食物，不配白米饭，会让人觉得菜做咸了。如果你有这种感觉，建议做菜时少放些盐和其他调味品，这样也起到了减钠的作用。

我国的饮食结构中钠的摄入量偏高，人均食盐摄入量超出国家标准的 75%，超出世界卫生组织推荐标准的 110%。高盐（钠）饮食的危害可谓罄竹难书，它不仅表现在高血压方面，还表现为伤害心血管和肾脏，增加患胃癌风险，导致钙流失、骨质疏松，使人变胖变丑……

少加点儿盐和调味品，就能减盐（钠）了吗？错了，还得看味觉是不是接受。如果不把喜好的咸度降下来，那么除非关乎生死，不然是做不到真正减盐的。

Bgb plate要求按顺时针方向，先吃蔬菜，再吃蛋白质食物。没有主食的混搭，放多了盐的蔬菜和荤菜必然会让人觉得太咸，这样一来就做到了在保证食物鲜度不变的情况下，减少了盐（钠）的摄入量。

高盐（钠）饮食危害极大，但是凡事并不绝对。要知道钠是人体必需的宏量元素，如果饮食过于清淡，钠摄入得太少，也会造成胰岛素抵抗，增加过早死亡的风险。

如果按照Bgb plate的要求减钠，就能让钠的摄入量和人体需要的量保持平衡，避免任何一个极端带来的危害。

吃慢些，一盘不够加一盘

吃饭的时长也要科学，吃得太快和吃得太慢都不好。吃得太快，会让血糖迅速升高，并且食物得不到充分咀嚼，颗粒较大的饭菜容易伤害食管黏膜和胃黏膜。而吃得太慢，饭菜凉了，不仅影响食欲，还会导致肥胖、诱发龋齿。研究发现，吃饭时有含饭习惯的儿童患早发龋齿的比例较高。

每顿饭的享用时间最好约为20分钟，因为大脑接收到"吃饱了"的信号需要20分钟，也就相当于每口饭菜咀嚼30次的吃饭速度。细嚼慢咽可以促进胰高血糖素样肽-1分泌，降低血糖峰值，还能延迟胃排空，促进脂肪分解，增强心肌收缩力量，扩展血管，把更多的氧气和营养物质输送到各个脏器，然后身体就感受到了饱腹感。这样一来，就不会因为吃饭太快或太慢而引起身体发胖。

我们的活动强度和活动量、环境温度和湿度、当天身体代谢率，都影响到我们的食欲。我们设计的 Bgb plate 是一个 6 寸盘，如果当天的活动强度和活动量大，或者当天天气潮湿和闷热，都会增加身体的代谢率，增加食欲，因此按照 Bgb plate 的用餐规则细嚼慢咽地吃完一盘，不够的话再吃一盘，达到八分饱即可。如果当顿没有吃完一盘，建议下一顿饭盛盘的时候，按比例减少食物总量，以减少食物的浪费。

第 7 章
换个顺序吃饭就能逆转糖前期

　　谢博士是我的新同事，闲聊的时候和我谈及他的烦恼。他才 30 岁出头，身高 1.78 米，但体检的结果不是很理想。自工作以来，他的体重就直线上升。这次体检结果出来，他尿酸超标，血压也高。虽然空腹血糖水平是正常的，但看着谢博士硕大的"啤酒肚"，经验告诉我：他正处于胰岛素抵抗的状态，也就是说谢博士是一位名副其实的糖前期患者。由于科研工作压力大，谢博士常年加班，平时早饭也是在单位食堂解决的。食堂用餐有个最大的特点，就是无论是蔬菜还是肉都装在一个个相同的餐盒里，菜是菜，饭是饭，都是分开装的。我建议他调整饮食顺序，按照"菜—肉—饭"的顺序吃，细嚼慢咽，充分感受食物给大脑的反馈，吃到八分饱，就停下不吃了。两个月后，谢博士的"啤酒肚"几乎消失了，他愉快地告诉我，他的尿酸值下降到了正常范围，脂肪肝也消失了。

调整好餐后血糖水平峰值

2型糖尿病是一种慢性炎症性疾病，其症状是高血糖、胰岛素分泌过多。细胞对体内的胰岛素反应迟钝，就是所谓的胰岛素抵抗，也就是我们通常说的糖前期。

餐后血糖峰值和胰岛素峰值向后偏移是糖尿病发展的早期迹象。糖代谢正常的人吃饭后，血糖的峰值出现在餐后0.5~1个小时，不同人是有差异的；但是，胰岛素抵抗的人和糖尿病人群餐后血糖峰值出现在1~2个小时，严重的胰岛素抵抗患者甚至会在餐后3个小时出现血糖峰值，部分人还会同时伴有积食（胃排空延迟）、饭前低血糖，这就是典型的胰岛素抵抗症状。餐后血糖水平异常是胰岛素抵抗和糖尿病的并发症，同时也被认为是心血管疾病的独立危险因素。从营养学角度看，我降低了简单碳水在整餐中的比例，并增加复杂碳水、优质蛋白质和优质脂肪的摄入量，以此来减少餐后葡萄糖峰值向后偏移的程度，坚持6个月就可以较好地调整餐后葡萄糖偏移的问题了。控制好餐后血糖水平，对控制和预防糖前期、糖尿病和心血管疾病来说非常重要。

我的碳水我做主

碳水化合物由碳、氢和氧三种元素组成，是自然界存在最多、具有广谱化学结构和生物功能的有机化合物。它们所含的氢氧元素的比例和水一样是 2∶1，因此被称为碳水化合物。食物中的碳水化合物又可以分为两类：一类是人体可以吸收和利用的有效碳水化合物，如单糖、双糖、多糖；还有一类是人不能消化的碳水化合物，如膳食纤维。我们身体里面的碳水化合物以葡萄糖、糖原和含糖的复合物的形式存在，食物中的碳水化合物和身体的代谢功能，共同决定了碳水化合物在身体内的存在形式和生理作用，主要的作用包括提供和储存热能、维持大脑的功能、参与细胞的组成和多种活动、调节脂肪代谢、提供膳食纤维、节约蛋白质、抗生酮、解毒和增强肠道功能。

甜甜糯糯的碳水化合物被很多人喜爱，在口腔中咀嚼时还会带来丝丝甜意，它们是机体获取能量的最经济、最主要的来源。前面说的简单碳水和升糖的复杂碳水，主要食物来源包括糖类、谷物（如水稻、小麦、玉米、大麦、燕麦、高粱等）、水果及果干类（如甘蔗、甜瓜、西瓜、香蕉、葡萄、果干等）、干豆类、根茎类蔬菜（如胡萝卜、甘薯等），血糖负荷都较高，会使机体血糖水平和胰岛素水平激增。如果血糖长期处于较高水平，就会引起肥胖、胰岛素抵抗（糖前期），甚至导致糖尿病和心血管疾病。

每个成年人对葡萄糖、乳糖、果糖的代谢情况都不同，我们应该根据个体对这些糖代谢的唯一性，慎重选择适合自身代谢特点的碳水化合物的种类和数量。

怎么选适合自己的碳水化合物呢？我在上一章介绍Bgb plate 的用法时详细讨论过，手掌就是我们最方便的度量工具，也是涵盖个性化的遗传基因和表观基因、个体代谢特点的独特度量工具。我们可以根据自己手掌的体积（面积×厚度）和Bgb plate 的比例，来选择丰富的简单碳水和复杂碳水。

换个顺序吃饭就能平稳餐后血糖

本章一开始提到了我建议同事谢博士采用的新饮食方法，你可能希望多了解一些。我们直奔主题吧，吃饭的时候先吃蔬菜，再吃蛋白质食物，最后吃碳水化合物，这样能够控制餐后血糖水平、逆转糖前期、改善高血糖、改善血压、降低尿酸、缓解肝功能异常、保护肾脏和心脏。

你可能会有点儿疑惑，因为我们传统的饮食习惯是摆好一桌子菜，然后每个人面前放一套餐具，吃饭的时候一口饭配一口菜。有些长辈还会告诉孩子："赶紧吃饭，把好吃的留在后面会更开心。"但是，如果你的愿望是减肥、减脂、减腰围、平稳餐后血糖、逆转糖前期，你就需要把吃饭顺序改一改——先吃蔬菜，再吃肉，最后吃主食。

先吃肉有同样的效果吗？
爱吃盖浇饭的我，该怎么办？

一口菜一口肉一口饭，再一口菜一口肉一口饭，这么混着吃可以吗？毕竟这是我几十年的用餐习惯。

让我们来看看科学研究的发现。

科学研究分为三类——人类实验、动物实验和体外细胞实验，其中人类实验是最有价值、最有说服力的研究，也是最难做的科学研究。我们来看看已经完成的人类实验的数据。

日本糖尿病专家梶山静夫与大阪府立大学今井佐惠子教授、美国阿尔帕纳·P. 舒克拉教授，都曾对 2 型糖尿病患者进行以饮食顺序为内容的饮食干预研究，证明了就餐时摄入碳水化合物的顺序对餐后血糖调节的显著影响。研究设计中使用的碳水化合物是 90 克恰巴达面包[①]和橙汁（不含果肉），蛋白质食物是去皮的烤鸡胸肉，蔬菜是生菜、番茄、黄瓜和意大利油醋汁混合的蔬菜沙拉。所有的志愿者被分为三个实验组，分别为：

- 蔬菜蛋白质组（CL）：先吃蛋白质和蔬菜（进食时间长于 10 分钟），休息 10 分钟后，再吃碳水化合物（进食时间长于 10 分钟）
- 碳水化合物组（CF）：先吃碳水化合物（进食时间长于 10

---

① 恰巴达面包：意大利传统的"拖鞋面包"，内部多孔、耐嚼、松软，外壳酥脆。

分钟），休息 10 分钟后，再吃蛋白质食物和蔬菜沙拉（进
食时间长于 10 分钟）

- 三明治组（S）：碳水化合物、蛋白质、蔬菜像吃三明治一
  样随便混合着吃，进食时间长于 30 分钟

三组志愿者被要求分别吃三顿饭，每顿饭的食物相同，唯
一的区别就是吃东西的顺序。一顿饭大概吃 30 分钟，吃完之后
隔 30 分钟测量血糖和胰岛素水平。

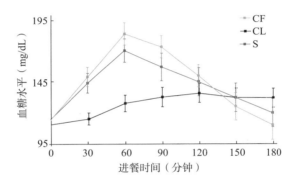

图 7-1　蔬菜蛋白质组、碳水化合物组、三明治组的餐后血糖水平变化

我们都知道，血糖的主要来源是食物中的碳水化合物，其
实就是前面我们归类为简单的糖、简单碳水的那些碳水化合物。
吃进去的食物，特别是碳水化合物（主食类）被消化后经肠道吸
收，进入血液，成为身体可以利用的葡萄糖。三组志愿者食用的
食物种类和数量一模一样，餐后血糖水平却相差甚远。从图 7-1
中我们可以看到，CL 是蔬菜蛋白质组，CF 是碳水化合物组，S

是三明治组（混合着吃）。CF组先吃碳水化合物，血糖值大起大落如过山车，而且餐后3个小时的血糖水平居然比吃饭之前还低。血糖过低时人会觉得饿，还有无法阻挡的倦意和睡意袭来，很多人午饭后出现嗜睡现象就是这个道理。大脑因为没有足够的葡萄糖而驱使我们去觅食，同时人会感到焦躁不安。S组的情况也好不了多少。CL组的餐后血糖水平显然更平稳，也更低。这表明，吃饭的时候先依次食用蔬菜和蛋白质、最后食用碳水化合物，可以减少血糖水平的大幅度波动和餐后葡萄糖、胰岛素的偏移，身体只需要更少的胰岛素就可以控制碳水化合物造成的血糖水平升高，使餐后血糖水平更稳定。

先吃蔬菜和蛋白质食物，最后吃碳水化合物，以此达到改变餐后血糖峰值时间的目的，这是调整胰岛素抵抗和逆转糖尿病的最重要治疗原则之一。我有个同学患糖尿病几十年了，每天需要注射外源性胰岛素，在采取这种膳食模式后，他明显地观察到了血糖波动的平稳和峰值后延现象的改善。当胰岛素保持"天使"的特性时，植物中的膳食纤维、优质蛋白质和脂肪阻止了血糖冲向峰值和回落低谷的波动，"天使"胰岛素把葡萄糖送到细胞线粒体中转化为能量，大脑、脏器、肌肉获得能量后，两餐间寻觅零食的现象也消失了，1个月后外源性胰岛素使用剂量减少了1/2。

西野吉彦（Kimiko Nishino）团队也研究了一餐中碳水化合物的摄入顺序变化对餐后血糖和胰岛素水平偏移的影响。

该研究中的食谱由三部分组成，分别是碳水化合物（主食）、肉（主菜）和蔬菜（配菜）：

- 碳水化合物（主食）：包括煮熟的米饭（150 克）、红烧南瓜（45 克）和橙子（75 克）
- 肉（主菜）：包括烤猪肉（60 克）
- 蔬菜（配菜）：包括黄瓜配芝麻和醋组成的酱（50 克），以及蔬菜沙拉（30 克生菜、50 克西蓝花、20 克樱桃番茄、5 克橄榄油、5 克米醋、0.3 克盐）

这样的一餐提供的能量为 544 千卡，营养能量比为 57.9% 的碳水化合物、25.0% 的脂肪和 16.1% 的蛋白质（原文献数据）。

志愿者被分成三组，间隔 7 天轮换一次，各体验 1 天，直至体验完三个不同的组别：

- Meal CVM 组：先吃碳水化合物，再吃蔬菜，最后吃肉
- Meal VCM 组：先吃蔬菜，再吃碳水化合物，最后吃肉
- Meal VMC 组：先吃蔬菜，再吃肉，最后吃碳水化合物

志愿者被要求按规定的顺序吃，每口咀嚼 20 次再咽下，20 分钟吃完整餐后再喝 150 毫升矿泉水；一餐的三类食物之间没有进食间隔，就餐时始终保持坐姿。

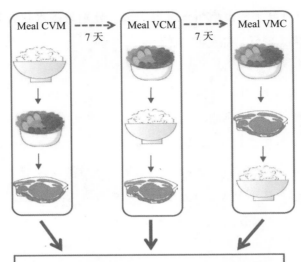

在餐后 30、45–60、90 和 120 分钟分别采集血液样本，测量血糖和胰岛素水平

图 7-2　三组志愿者摄入不同食物的顺序

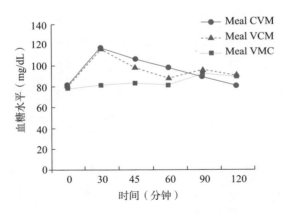

图 7-3　三组的餐后血糖变化

研究发现，Meal VMC组在进餐最后吃碳水化合物，餐后30分钟血糖水平显著降低，0~120分钟的时间–血糖曲线下面积（AUC）低于其他饮食顺序，而且Meal VMC组的进餐后30分钟时胰岛素反应和0~120分钟的AUC是三组中最低的。先吃蔬菜，再吃肉类，最后吃碳水化合物，延迟了葡萄糖的吸收，降低了葡萄糖和胰岛素的餐后偏移。另一方面，吃碳水化合物之前吃鱼或肉会降低餐后葡萄糖偏移，延迟胃排空，也就是说增加了饱腹感，两餐之间就不会感到饥饿了。

这项研究说明，进食量相同但最后摄入碳水化合物的膳食（Meal VMC组）可以控制餐后血糖水平，并限制控制葡萄糖水平所需的胰岛素量。

看完这些研究结果，你一定明白了：在吃完蔬菜和肉类之后食用碳水化合物，可以防止餐后血糖和胰岛素水平的剧烈变化。这样的饮食顺序可以很好地帮助我们减重、减脂、减腰围、控制餐后血糖、逆转糖前期、改善高血糖，还能改善血压、降低尿酸、缓解肝功能减弱、保护肾脏和心脏，预防糖尿病、肥胖和心血管疾病的发生。

第8章
水果、脂肪、牛奶及奶制品到底怎么吃？

因人而异选择水果

水果是什么？

《现代汉语词典》定义"水果"为可以吃的含水分较多的植物果实的统称，网络解释为多汁且主要味觉为甜味和酸味的、可食用的植物果实。

小时候，父母总会提醒我多吃苹果有营养。其实，水果给我的第一印象就是甜，然后才是有营养。不过，大多数人一直认为水果就是有营养的食物。

一个朋友曾因为家人的尿酸高而找我，寻求降尿酸的方法。

"他喜欢吃水果吗？"

"喜欢啊，他特别喜欢吃水果。"

"喜欢吃橙子吗?"

"橙子啊,最近他天天吃橙子,一个人可以一边看电视一边连续吃好几个。这和尿酸有关系吗?"

"最近两个月让他不吃橙子和葡萄,看看尿酸能不能降下去。"

三个月后,朋友的家人特意去测了尿酸,真的降下去了。

"蔬菜水果本一家,"我一直这么说,"不甜的番茄在菜场卖,甜的樱桃番茄在水果店卖。"水果比蔬菜多了一份甜,而这份甜能不能被接受,得看身体的糖代谢和肝肾功能。如果糖代谢不好,或者肝肾功能不佳,水果就不算健康食物。有糖分就有热量,水果可不是低热量食物。

水果价值是什么决定的?

水果包含酸和甜两种味道。水果的甜味来自可溶性糖,包括蔗糖、葡萄糖、山梨醇和果糖,这些可溶性糖和酸的含量的比值(糖酸比)是一种水果品质高低的评判因素,更是代表这种水果价值的标准。

一直有人问糖尿病患者不可以吃蔗糖和葡萄糖,但可以吃果糖,这个说法对吗?我的回答是:能不能吃水果由你身体的代谢决定。但是,健康并不意味着与美食"割袍断义",只要根据自己的身体状况选择合适的美味，就能安心享受人生的这份甜。

糖和酸是水果生长发育过程中的基础营养物质，市场根据水果中糖和酸的种类和含量来判定这种果实内在的品质。水果中的可溶性糖让我们品尝到甜，这些糖包括果糖、葡萄糖、蔗糖、山梨醇等，不仅影响了果实的甜度，还贡献了果实的芳香，并且是其他营养成分的基础原料。在各种与品质和风味有关的糖中，甜度由高到低依次是果糖、蔗糖、葡萄糖，其中葡萄糖的甜度饱满、风味最好，专业术语称为"后甜"；果糖就像《龟兔赛跑》中的兔子，甜味冲在前面，专业术语称为"前甜"。用人工果糖糖浆调制出来的奶茶，口感上无法给人愉悦的满足感，这是果糖的"前甜"造成的。水果的风味仅靠甜味是不够的，还必须加入微微的酸味——主要是苹果酸和柠檬酸等有机酸赋予水果酸度。有机酸参与果实自身代谢中的光合作用和呼吸作用，以及酚类、酯类、氨基酸的合成，最重要的是有机酸和糖共同决定了果实的风味品质。不同种类的糖的甜度和不同的酸度混合成水果的甜中带酸风味，当甜味和酸味处于合适的比例时，舌头不同区域感受到了不同的味觉，就能给人带来美妙的满足感，也实现了水果的根本价值。

水果中的蔗糖和葡萄糖

蔗糖是由一分子葡萄糖和一分子果糖缩合脱水形成的，葡萄糖是蔗糖的分解产物。我们平时烧菜用的食糖（白砂糖、黄砂糖、赤砂糖、绵白糖、冰糖、粗糖/黄糖等）都是蔗糖。

蔗糖和葡萄糖都会升高我们的血糖，医生叮嘱糖尿病患者"少吃些糖"，不是说少吃白砂糖，也不是说少吃糖果，而是指食物中的蔗糖和葡萄糖。蔗糖在人体消化系统内经消化液分解成葡萄糖和果糖，其中葡萄糖经小肠被吸收进入血液，通过升高血糖浓度来呼唤胰腺分泌胰岛素，胰岛素将葡萄糖运送到细胞的线粒体中，就产生了我们生命活动必需的能量分子ATP。当机体的糖代谢出现问题的时候，也就是处于胰岛素抵抗状态时，召唤出来的胰岛素处于消极怠工的工作模式，等到大量的胰岛素充斥血液之后，胰岛素并不会把葡萄糖送入线粒体，而是合力将葡萄糖转变为脂肪，并且以脂肪的形式保存起来。至于脂肪会被保存在哪里，那就要看胰岛素了。如果脂肪存在腹部，就是腹部脂肪；如果脂肪存在肝脏等脏器，就是内脏脂肪，比如脂肪肝。最终，高血糖诱导的胰岛素抵抗导致腰围变粗、脂肪肝，引起超重、肥胖、糖前期、糖尿病等一系列代谢性疾病。

蔗糖的甜味给人以愉悦的感觉，而且它的甜味纯正、稳定、回味良好。如果蔗糖的甜度用1来代表，葡萄糖的甜度就是0.75。葡萄糖最早是在葡萄中被发现的，所以称为葡萄糖。

无论是蔗糖还是葡萄糖，都是简单的糖，有热量，会引起血糖水平升高。一次性超量吃，或者经常大量吃蔗糖或葡萄糖含量高的水果，都会导致肥胖、超重、糖前期和糖尿病。

不过，蔗糖是维生素A的一种有效又实用的增强剂，对铁吸收有明显的增强作用，还能够将钙的吸收率提高10倍。闺密骨折后向我寻求补钙的方法，我的建议是每天吃奶酪加百香果，百香果中的维生素C增加了奶酪中钙的吸收率，而百香果中的糖又把钙的吸收率再次提升一个数量级。

水果中的果糖

我们对于果糖并不陌生，人类食用果糖的历史自原始社会时期就开始了，原始人食用蜂蜜，而蜂蜜的主要成分是果糖与葡萄糖。果糖与葡萄糖类似，是葡萄糖的同分异构体。如果蔗糖的甜度是1，葡萄糖的甜度是0.75，果糖的甜度就是1.8。果糖是所有天然糖中甜度最高的，在相同甜味标准下，果糖的摄入量一般只有蔗糖的1/2。

果糖与其他常用的天然糖之间最大的区别就是血糖指数低，即GI值低。在同等条件下，如果将食用葡萄糖后所产生的血糖指数设定为100，那么食用果糖后的血糖指数仅为19~23，而蔗糖是65。其中的原因是果糖绕过了磷酸果糖激酶的调控，大量进入三羧酸循环，通俗地说就是果糖先跑到肝脏，在肝内完成转化成葡萄糖→肝糖原→血糖→肌糖原→血乳酸→肝糖原的旅程，兜了这么一个大圈子，果糖的GI值自然就低了。血液果糖水平仅为血液葡萄糖水平的10%。果糖不会像血液葡萄糖那样召唤胰岛素，所以摄入果糖不会引起像摄入葡萄糖和蔗糖那样严重的饭后血糖高峰和低血糖现象。但是，如果摄入大量的果糖，必然会增加肝脏的工作负担，引起肝脏脂质合成增加，造成肝脏损伤和肾脏受损，进而导致腹围增粗、尿酸增高、收缩压增高、心肌无力。所以，朋友找我调整家人的尿酸偏高问题时，我会要求最近两个月戒断水果，特别是柑橘类水果和葡萄，从阻止果糖对肝脏和肾脏的伤害入手。如果你感觉累，好好睡一觉，第二天又会精神抖擞；同样地，给肝脏和肾脏放个长假，脏器经过休息后能够恢复精神，就能逆转高尿酸血症。

果糖有异于其他水溶性糖类的特点是：存放的环境温度越低，其甜度就越高。果糖自身具有水果香味，并且甜度高（其甜度是蔗糖的 1.8 倍），是天然糖中最甜的糖，只需要较少的用量，就可以拥有与其他糖类相同的甜度，满足味觉享受。果糖在口中的甜味感觉来得快，消失得也快。果糖的甜味峰值比食品中的其他风味出现得早，也就是说当食品的其他风味峰值出现的时候，果糖的甜味已经消退了，这个特点可以让食品的各种香味和风味和谐共存。正是因为具备这个特点，人工果糖、果糖糖浆、果葡糖浆被用于各种饮料和糕点的加工中，以保持口感的多元化，但高浓度的人工果糖、果糖糖浆、果葡糖浆也极大地伤害了我们的肝脏和肾脏。相比之下，蔗糖的口感来得慢，去得也慢，甜味在口中要 30 秒后才会消失。

如果你想知道购买的饮品或糕点里有没有加入会伤害肝脏

和肾脏的人工果糖、果糖糖浆、果葡糖浆，只要细细品味这种饮品/糕点有没有带来愉悦的满足感，就可以快速判断了。如果甜味过后感到没味道，甚至还有一丝丝苦味，那么说明其中不仅有人工果糖、果糖糖浆或果葡糖浆，还添加了各种化学合成的甜味剂。

就果糖含量高的水果而言，一次性超量吃或者经常大量吃，都会损伤肝脏和肾脏，导致肝功能和肾功能异常，进而引起胰岛素抵抗、尿酸增高、腰围增粗、血压增高，严重的还会引发猝死等恶性事件。

吃水果要警惕脂肪肝风险

我的营养学老师曾说：如果希望第二天的血液检测结果不符合标准，前一天晚上吃几斤葡萄就可以了。有一道用鹅肝制作的法国名菜，法语名为"Foie Gras"（肥鹅肝）。古埃及人发现，给鹅吃大量含无花果的食物后，它们就能长出又大又肥的肝脏。大部分人会觉得脂肪肝是喝酒导致的，实际上现在越来越多的不喝酒的人也会得脂肪肝（非酒精性）的病因之一是摄入过多果糖，包括大量水果中的果糖和超加工的人工合成果葡糖浆。与摄入葡萄糖相比，摄入果糖后更容易饿，对食物的渴望也更强烈，因此果糖诱发胰岛素抵抗的能力比葡萄糖更强。研究发现，每天食用超过 4 份水果会加剧非酒精性脂肪肝患者的脂肪变性、血脂异常，不利于血糖控制。所以，要小心水果，它们真的太甜了，果糖太多了。

脂肪肝是指由各种原因引起的肝细胞内脂肪堆积过多，这是一种肝脏实质性病变。我的很多朋友对肝的认识还处在病毒、酒精、药物引起的肝功能异常的记忆中，毕竟我国曾是一个肝病大国。环顾一下你的周围，是不是"啤酒肚"、大肚腩的人越来越多？除了病毒、酒精、药物导致的肝病，目前发病率越来越高并且趋于年轻化的一类肝脏疾病被称为非酒精性脂肪性肝病（NAFLD），就是指除饮酒和其他明确的肝损害因素外所致的、以肝细胞内脂肪过度沉积为主要特征的慢性肝脏疾病。糖尿病和NAFLD就像"好兄弟"一样，两者之间相互帮助，具有协同作用。糖尿病加剧了NAFLD的发展，NAFLD导致糖尿病进一步恶

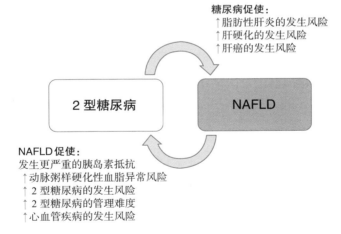

图 8-1 2 型糖尿病和 NAFLD 之间的相互促进关系

化，到底是谁先动手帮助另一位"兄弟"，目前的研究尚没有得到确切的因果关系。不过，当糖尿病遭遇NAFLD时会发生什么呢？答案是确定的：雪上加霜！

根据2018年的模型估计，NAFLD患病率在美国、欧洲国家、中国、日本分别为26.3%、17.9%~25.4%、17.6%、17.9%，中国是未来NAFLD患病率增长最快的国家和地区之一。

NAFLD的特点：

使糖代谢更加恶化，难以控制

引起肝硬化、肝功能衰竭，甚至肝癌

增加心脑血管疾病和慢性肾脏病患病风险

NAFLD的患病率随身体质量指数升高而增加

糖尿病患者的NAFLD患病率显著高于一般人群，东亚地区糖尿病患者中半数以上合并NAFLD。2019年发表的研究结果显示，全球糖尿病患者的NAFLD患病率为55.5%，2个糖尿病患者中就有1个同时患有NAFLD。

鉴于糖尿病合并NAFLD的危害巨大，美国糖尿病协会科学年会（第82届）特设专题讨论会，探讨了糖尿病人群中NAFLD的流行状况、临床结局及治疗最新进展等。饮食干预、心血管管理、减重（对于超重或肥胖患者）和有效的糖尿病治疗应贯穿NAFLD治疗的全程。目前对NAFLD治疗的研究主要集中在增加胰岛素敏感性，纠正胰岛素抵抗，并且减少肝脏合成的甘油三酯。只要胰岛素抵抗的问题解决了，NAFLD就会随着糖代谢改善而好转。

选择适合自己的水果

哪种水果适合你，由你的身体决定。

我们可以根据自己身体的糖代谢、肝脏和肾脏功能，来选择吃适合自己身体代谢的水果。同时，我建议吃新鲜的、完整的、未榨汁的水果。

成熟期的水果中果糖、葡萄糖、蔗糖等各种可溶性糖的含量，与水果的品种、环境条件（光照、温度、水分）和栽培管理措施（摘叶、疏花疏果、扭枝、肥水管理等）密切相关。让水果变得更甜一些成为果农的毕生目标，也意味着果实内的蔗糖、葡萄糖、果糖的含量和比例不断地发生变化。由于种植技术的不断发展和实验室数据积累的相对滞后，我们所掌握的数据与实际购买到的水果的真实信息可能并不相符。

- *蔗糖和葡萄糖含量高于果糖的水果包括：香蕉、百香果、菠萝、无花果、杏、桃、草莓、猕猴桃、荔枝、龙眼、柿子、葡萄、西瓜、金橘、柠檬、蓝莓、番荔枝、余甘果、青柠、牛油果等*

• 果糖含量高于蔗糖和葡萄糖的水果包括：榴梿（也称榴莲）、莆田荔枝、柑、橙、柚、山竹、杧果、樱桃、黑莓、苹果、梨、李、杨桃等

常见水果（及果干），按果糖含量从高到低依次为：蜜枣、葡萄干、无花果、无核枣、杏、西梅干、菠萝蜜、葡萄、梨、番荔枝、苹果、柿子、甜樱桃、蓝莓、香蕉、杧果、猕猴桃、木瓜。

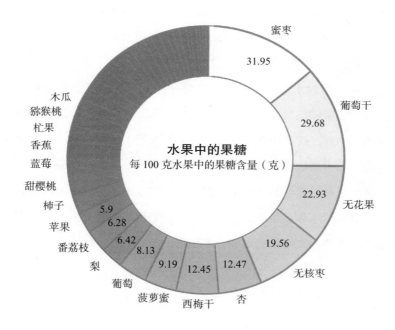

图 8-2 常见水果中果糖含量一览

表 8-1 中罗列了各种亚健康体征和对应的不宜选择的含糖

食物。如果你的糖代谢不好，请规避蔗糖和葡萄糖含量较高的水果，可以选择冷藏后甜度增高的水果；如果你的糖代谢正常但尿酸高，请规避果糖含量高的水果，可以选择冷藏后甜度降低的水果。我们可以查看自己的体检报告，就能心中有数，规避不合适的糖组分，选择真正适合自己的水果了。

表 8-1　亚健康体征和含糖食物的选择

亚健康体征	不选择含以下物质的水果/食物
糖前期 糖尿病 其他糖代谢不佳的问题	葡萄糖、蔗糖、麦芽糖浆、高果糖玉米糖浆
肝功能障碍 肾功能障碍 心功能受损	果糖、果葡糖浆、蜂蜜、龙舌兰糖浆、枫糖、果汁、浓缩果汁

如何利用果糖越冷越甜的特点，挑选适合自己的水果？把水果放到冰箱冷藏一下，如果冷藏后的甜度比冷藏前室温下的甜度高，就说明这种水果含果糖更多；反之，如果冷藏后的甜度比冷藏前室温下的甜度低，就说明这种水果含蔗糖和葡萄糖更多。这样就可以无负担地享受使你快乐的"甜"。

营养教授的小建议　不要害怕"甜"，身体需要糖产生能量，大脑更需要糖供能才可以思考，只要代谢正常、适量吃，身体不会"吃"太多糖。切记：适量吃水果，不要过量，否则不但不能抗氧化，还会加速氧化，加速衰老。

吃对膳食脂肪

脂肪有益健康。如果你不吃脂肪，就剥夺了自己的身体维护健康必需的营养物质，增加了亚健康的风险。不过，对自己的健康负责，请选择和食用正确的脂肪。

你真的了解膳食脂肪吗？

无论是在人类体内还是动物性食物中，脂类都分为三大类，分别是甘油三酯（又称三酰甘油）、卵磷脂和固醇（又称甾醇）。甘油三酯是食物中和人体内脂类的主要呈现形式，也就是我们经常说的脂肪，为了便于理解，后续的讨论将使用大家更熟悉的脂肪这个名称。

作为人体三大能量营养素之一，脂肪是身体能量的存储形式，提供身体活动和肌肉运动所需要的大部分能量。脂肪来自超过身体能量需求的那部分食物，是生命在食物供应不稳定的环境中赖以生存的机制。

膳食脂肪指天然的动物和植物脂肪，以及为了食物的特殊用途而加工后发生改变的脂肪。脂肪能延缓胃排空，刺激胆汁及胰腺分泌，从而促进消化。天然脂肪对脂溶性维生素和植物化学物质的消化、吸收和转运起到了非常重要的作用。在传统的认识中，脂肪往往被认为是 2 型糖尿病和肥胖的罪魁祸首，但是现代科学发现不同类型的脂肪对健康的影响有所差异，如果人体缺乏必需的脂肪酸，患心脏病、过敏、关节炎、抑郁症、癌症、认知障碍等疾病的风险都会增加，而且这些与缺少优质脂肪有关的疾病发病率正在逐年上升。

根据脂肪结构中碳链的长度和饱和度，膳食脂肪可以分成不同的脂肪酸：

- 饱和脂肪酸：硬脂酸、棕榈酸、豆蔻酸、月桂酸、中链脂肪酸
- 单不饱和脂肪酸：油酸
- 多不饱和脂肪酸：ω-6 脂肪酸、ω-3 脂肪酸（ω-6 脂肪酸代谢为亚油酸；ω-3 脂肪酸代谢为亚麻酸，亚麻酸转化为二十碳五烯酸、二十二碳六烯酸）

根据是否为人体必需，膳食脂肪分为必需脂肪酸和非必需脂肪酸：

- 必需脂肪酸：人类生命活动必需的，但我们自己无法合成，必须依赖食物摄入的脂肪酸，包括属于 ω-3 脂肪酸的 α- 亚麻酸、属于 ω-6 脂肪酸的亚油酸及亚油酸转化成的花生四烯酸
- 非必需脂肪酸：人类机体可以自己合成的脂肪酸，包括饱和脂肪酸和一些单不饱和脂肪酸

根据人类工业化超加工的痕迹和脂肪的化学结构，膳食脂肪中的不饱和脂肪酸分为天然脂肪酸（顺式脂肪酸）和反式脂肪酸：

- 顺式脂肪酸：大多数的天然不饱和脂肪酸都是顺式的，常见植物油中的脂肪酸大多是顺式脂肪酸。顺式脂肪酸在高温下容易变质，保存不当的话也很容易酸败，性质不稳定，但不容易引发人体的心血管疾病

- 反式脂肪酸：反式脂肪酸分为天然反式脂肪酸和人造反式脂肪酸。天然反式脂肪酸主要源自反刍动物脂肪组织及其乳品，而人造反式脂肪酸是人类利用氢化技术将顺式不饱和脂肪酸结构改变之后产生的。人造反式脂肪酸可以改造成半固体或固体状，较容易运送，性质也较稳定，不容易变质。如果人们认为饱和脂肪酸会引起脑梗死、心肌梗死，那么人造反式脂肪酸比饱和脂肪酸更容易导致心血管疾病，对人体危害非常大

膳食脂肪对人体中脂质和脂蛋白的影响

　　如果问哪种营养成分是我们最嫌弃的，恐怕就是脂肪了。在大多数人的眼里，脂肪等同于胆固醇，等同于肥胖。谈起脂肪，深恶痛绝的大有人在。

　　脂肪的食物来源主要有动物油脂和植物油脂，其实吃多少

脂肪不重要，重要的是吃的脂肪是健康的还是不健康的，是好脂肪酸还是坏脂肪酸组成的。

好脂肪酸vs坏脂肪酸

葵花籽油、大豆油、橄榄油等植物油和动物性食物来源的脂肪都是由不同的脂肪酸混合而成的。单不饱和脂肪酸、多不饱和脂肪酸、天然反式脂肪酸都是健康的"好脂肪酸"，饱和脂肪酸好坏参半，而人造反式脂肪酸是不健康的"坏脂肪酸"。

- 饱和脂肪酸大部分来自动物油脂，如红肉、各种动物油脂（猪油、黄油等）、奶制品、蛋类等。某些植物油也含有大量饱和脂肪酸，如椰子油、棕榈油等

- 单不饱和脂肪酸来自橄榄油、葵花籽油、牛油果、某些坚果（如杏仁、夏威夷果）

- 多不饱和脂肪酸来自我们常吃的植物油，比如菜籽油、玉米油、花生油、大豆油等，鱼油也含有大量多不饱和脂肪酸

- 天然反式脂肪酸来自奶制品和红肉

- 人造反式脂肪酸的主要来源是部分氢化处理的植物油，也就是我们常说的人造奶油。因为具备价格便宜、能增添食品酥脆的口感、易于长期保存等优点，它被大量应用于市售包装食品、餐厅的煎炸食品中，比如某些快餐、方便

面、微波爆米花、冷冻比萨、甜甜圈、植物奶油等。同时在烹饪的过程中，高温处理也会使反式脂肪酸含量增加，例如将油加热到冒烟及反复煎炸食物时

图8-3列出了一些家庭常用植物油及深海鱼油中ω-3脂肪酸、ω-6脂肪酸、ω-9脂肪酸、饱和脂肪酸的百分比。

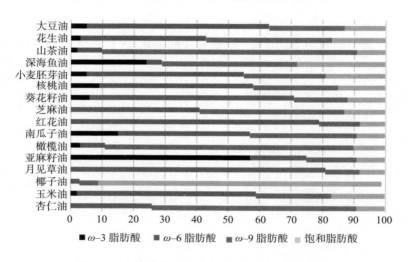

图 8-3　家庭常用植物油中各种脂肪酸占比（%）

图8-4列出了一些富含油脂的常见食物中单不饱和脂肪酸、多不饱和脂肪酸、饱和脂肪酸的占比。

可怕的反式脂肪酸

老上海人爱吃的特色小吃葱油饼，一口咬下去，酥脆的面

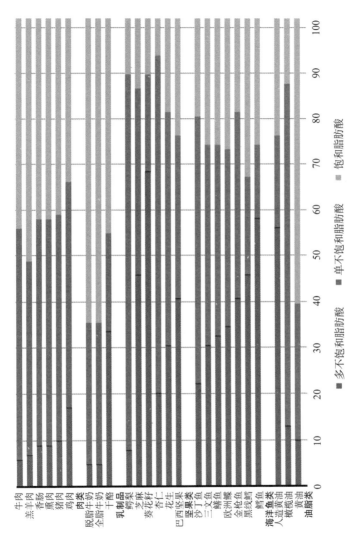

图 8-4　部分食物中脂肪酸的构成（%）

■ 多不饱和脂肪酸　　■ 单不饱和脂肪酸　　■ 饱和脂肪酸

图中纵轴食物名称：

牛肉
羔羊肉
熏香肠
猪肉
鸡肉
肉类
脱脂牛奶
全脂牛奶
干酪
乳制品
鳄梨
芝麻
葵花籽
杏仁
花生
巴西坚果
坚果类
沙丁鱼
三文鱼
欧洲鳀鱼
金线鱼
黑线鳕鱼
海洋鱼类
人造黄油
橄榄油
油脂类

第 8 章
水果、脂肪、牛奶及奶制品到底怎么吃？

饼一层一层混合着葱花香。法式可颂的口感和葱油饼类似，一层又一层酥脆的面皮代表制作手艺高超。葱油饼和可颂的制作过程分别用了天然猪油和天然黄油，它们是天然的塑性脂肪，在加工葱油饼和可颂的过程中能阻断小麦蛋白质与淀粉的缠结，让葱油饼和可颂分层、膨松，口感更酥脆。

那么，人造反式脂肪酸在哪里？

先看看我们最熟悉，也吃得最多的精炼植物油。20 世纪初期的食品工业化以后，商家为了增加精炼植物油的稳定性和延长保存期，在精炼加工过程中，将植物油中一部分"好脂肪酸"转化成了"坏脂肪酸"。我们再来看一下人造黄油，一个世纪前，生产商将棉花的种子经过高温、高压处理，然后加入催化剂，让脂肪酸分子发生变形以后生产出人造黄油。随着现代油脂加工技术发展，人们在氢化或加工工艺中添加可塑性强的反式脂肪酸，让含有动植物油脂、氢化油或混合油脂的混合物产生蓬松、酥脆的口感，并将这些精炼的动植物油脂、氢化油或混合油脂定义为起酥油。所以，精炼植物油、人造黄油、植物/动植物混合油脂、起酥油、植脂末等，只要经过了人为的化学加工，就含有部分/全部的人造反式脂肪酸。

随着西式快餐兴起，饮食文化日益西化和工业化，以及牛羊肉、乳制品消费量不断增加，为了降低食品的加工成本，增加利润，同时延长食品的保质期，人造黄油、起酥油等氢化油在我国被大量食用，反式脂肪酸已经被大量引入普通人的膳食结构。

人工合成的反式脂肪酸进入身体后，在自由基的帮助下，能把正常的脂肪酸分子转化为自己的同类，并且使功能正常的细胞进行重组，转变为功能失常甚至有毒的细胞。而我们的细胞遇到人工合成的反式脂肪酸，就像孩子面对"百变魔尺"一样不知所措。让我们回想一下恐怖片里面的"僵尸效应"，一个僵尸咬了10个正常人，那么10个正常人变成了10个僵尸，10个僵尸再去攻击更多的正常人。反式脂肪酸就好比僵尸，会让更多的正常细胞变成有毒细胞，数量呈指数级上升，恶性循环后就产生了数量庞大的有毒细胞，它们会诱发骨细胞炎症，让动脉血管发炎、变脆，损坏身体的各个组织。

人造反式脂肪酸不会直接致人死亡，它会使身体产生炎症，然后身体会发出一个化学信号，召唤更多的白细胞过来消灭炎症。但是，僵尸效应让坏人骤增，最终白细胞累垮了，死亡的白细胞破裂以后，里面的促炎症物质就会暴露在血液中，这样又导致了更多的炎症。

被自由基氧化的人造反式脂肪酸是动脉硬化的罪魁祸首，破坏力惊人，这也是医学界、营养界认为它非常危险的原因。世界卫生组织估计，反式脂肪酸增加了34%的死亡风险，每年大约有54万例死亡与摄入人造反式脂肪酸有关。无论如何，减少反式脂肪酸的摄入，对于防治心脑血管疾病、糖尿病是有益的。

人工合成的氢化植物油名称很多，比如，氢化大豆油、人造奶油、氢化油、起酥油（植物起酥油、高级酥油、液态酥油）、精炼植物油、植物黄油、植物奶油、代可可脂、植脂末、奶精、人造黄油等都属于氢化植物油。我们购买食品时，看到配料表中出现"氢化""精炼""人造""植物""起酥"等字眼时要提高警惕。这些原料在配料表上的排名越靠前，反式脂肪酸的含量可能越高。

不要盲目迷信零反式、零添加。我国 2013 年开始实施的《预包装食品营养标签通则》规定，如果食品配料含有或生产过程中使用了氢化和（或）部分氢化油，必须在食品标签的营养成分表中标示反式脂肪酸含量。但当食品中反式脂肪酸含量≤0.3 克/100 克的时候，可以标示为"0"。

从预包装食品的配方表和反式脂肪酸可以增加保存时间、易于塑形、定型的特点来看，反式脂肪酸存在于绝大部分的超市和电商平台售卖的预包装食品，以及连锁食品店和饮品店售卖的面包、蛋糕、甜点中，部分商家还把天然奶油和人造奶油按照1∶1 的比例混合后，做成各式糕点。经常吃这类糕点必定会破坏代谢，伤害肝肾功能，引起脂肪肝和血管炎，导致肥胖、糖尿病，以及形成血栓和增加心血管疾病的发生概率。

我国国家食品安全风险评估中心对居民反式脂肪酸的膳食摄入量进行评估，这项评估计算的是我们吃到身体里面的反式脂肪酸，而不是食品中的反式脂肪酸，所以更具说服力。报告显示，加工食品是居民摄入的人造反式脂肪酸的主要来源，占到总摄入量的71.2%，其中植物油占比最高，占到了近50%。

表8-2 常见预包装食品中反式脂肪酸含量

食品名称	贡献率（%）
植物油	49.81
糕点（包括蛋糕、派、沙琪玛及其他糕点）	4.05
比萨、汉堡包、三明治	2.65
饼干	2.50
油饼、油条	2.36
面包（包括牛角面包、奶油面包及其他）	2.31
其他*	7.49
小计	71.17

资料来源：《中国居民反式脂肪酸膳食摄入水平及其风险评估》（2013）

*"其他"包括方便面、小吃、速冻食品、膨化食品、巧克力（合计）、糖果、速溶咖啡/咖啡伴侣、冷冻饮品、禽肉制品、其他固体饮料、奶茶/奶精、月饼、酱类等。

　　大部分的加工食品中都有精炼植物油存在，比如我们吃的早餐即食谷物、烘焙的水果干、坚果、面包，就连预制菜肴、沙拉酱、蛋黄酱等中都有精炼植物油的存在。考虑到刚才我讲的僵尸效应，请在购物时看清配料表，不要将含反式脂肪酸的食物带给亲人。

正确选择身体需要的脂肪

　　一方土地养育一方人，一代人有一代人的特点。古人沿水而生，因水而兴，以水而荣，人类从苏醒、萌生到繁衍，在农耕中停下了迁徙的脚步，定居下来，同时人类的食物也从以动物性食物为主慢慢转变，增加了粮农食物（用谷类作物、薯类作物和豆类作物制作的食物）。向水而生，给了城市化发展的血脉；食物革命给更多的人提供了更多的食物，也改变了我们的膳食结构，包括摄入脂肪的结构。

　　随着时间的推移，人类摄入脂肪的结构在发生变化。现代人的总脂肪摄入量增加了，其中饱和脂肪摄入量增加，ω-6 脂肪酸摄入量增加（这里面有"假冒"的，包含了对人体有害的氢化

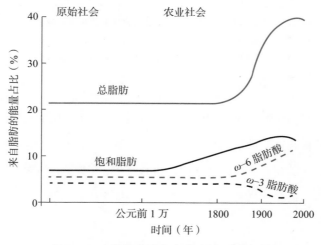

图 8-5　人类演化进程中脂肪摄入量的变化

植物油），ω–3 脂肪酸摄入量下降了。

让我们来看看 ω–3 脂肪酸家族和 ω–6 脂肪酸家族的代谢过程，我们耳熟能详的对身体和大脑好、能缓解抑郁的脂肪酸都在这里。

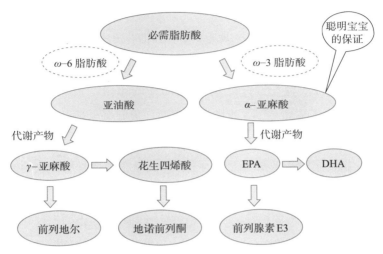

前列腺素：使血液保持较低的黏度，避免血栓形成，舒张血管，降低血压，保持体内水分的平衡，减轻炎症带来的痛苦，促进神经系统和免疫系统功能，协助胰岛素工作，保持血糖平衡

图 8-6 必需脂肪酸的代谢过程

虽然有益健康的必需脂肪酸都属于不饱和脂肪酸，包括 ω–3 脂肪酸、ω–6 脂肪酸、ω–9 脂肪酸，但是当这些脂肪酸的摄入比例失去平衡时，它们对我们的健康也是有害的。

现代人使用的大多数食用油都含有大量亚油酸，亚油酸型油脂远比 α–亚麻酸型油脂普遍，因此很多人摄入过多亚油酸，而 α–亚麻酸的摄入量过低，ω–3 脂肪酸含量更低，DHA 近乎没有。

由于身体摄入的亚油酸远多于α-亚麻酸，因此平衡总是偏向于生成花生四烯酸而抑制DHA。ω-6脂肪酸支撑身体活动，ω-3脂肪酸支撑大脑活动。现代饮食处于亚油酸摄入严重过量、α-亚麻酸普遍缺乏的两难境地，已经成为当今慢性病高发的主因之一。

2021年，国际食品法典委员会建议即食治疗性食品（RUTF）中亚油酸量最大为780毫克/100千卡，α-亚麻酸量最小为110毫克/100千卡；ω-6脂肪酸与ω-3脂肪酸的比例以4~6∶1为宜。由于人体不易储存ω-3脂肪酸，因此，最好每天适量摄入ω-3脂肪酸。

膳食脂肪酸平衡是针对一个人每天从全部食物中获取的油脂来说的，既包括看得见的油脂（如烹调油、奶油等），也包括看不到的油脂（如粮食、肉、蛋、奶中的油脂）。不同人群和个体的饮食习惯、健康状况不尽相同，有些甚至大相径庭，其食用油的脂肪酸组成是否合理，需要结合每个人摄取的全部食物情况判断，不能一概而论。如果所有人群和个体不加区别地食用同一种油，势必会造成整体膳食中各类脂肪酸摄取的不平衡。所以，脱离一个人的饮食习惯和健康状况，不谈主食，仅仅讲食用油中各种脂肪酸的"平衡"（例如"黄金比例"），不但没有意义，对健康也是不利的。

来看一下不同的膳食脂肪酸对人类的血清总脂和脂蛋白的影响。希望这张表能帮助你不再害怕脂肪，正确选择适合自己的脂肪。

表 8-3　膳食脂肪对血清总脂和脂蛋白的影响

	来源	HDL↑	HDL↓	LDL↑	LDL↓	胆固醇↑	甘油三酯↓
饱和脂肪酸							
硬脂酸	牛油、奶油						
棕榈酸	肉类、黄油、热带植物种子油	★*		★		★	
豆蔻酸	椰子油、棕榈油					★	
月桂酸	椰子油、棕榈油、食草动物的乳脂					★	
中链脂肪酸	椰子油、棕榈油、食草动物的乳脂、人类乳脂					★	
单不饱和脂肪酸							
油酸	橄榄油、棕榈油、鱼油等动植物油、芝麻、花生、杏仁、核桃等坚果	★					★
多不饱和脂肪酸							
属于 ω-6 脂肪酸的亚油酸	植物种子及其油		★#		★		★#
ω-3 脂肪酸	亚麻籽、大麻籽、南瓜子、核桃	★			★		★
亚麻酸	亚麻籽油、豆油、菜籽油、海洋植物及鱼类和动物	★			★		★
EPA	深海冷水域中的鱼类、坚果、橄榄油、亚麻籽、大麻籽、南瓜子	★					
DHA	深海冷水域中的鱼类、坚果、橄榄油、亚麻籽、大麻籽、南瓜子	★					
反式脂肪酸	天然脂肪酸经过人工氢化后产生		★	★		★	

注：*表示对某些敏感人群有影响，#表示膳食中大量摄入亚油酸
　　HDL指高密度脂蛋白，LDL指低密度脂蛋白

脂肪到底该怎么吃？

动物来源的脂肪总是伴随着蛋白质，抛弃脂肪也就意味着缺乏蛋白质，而没有足够的蛋白质必定会营养不良。所以，我们不必谈脂肪色变，更不能看到脂肪就一律避开，应该有选择地对待不同类型的脂肪。

《美国健康饮食指南（2015—2020）》推荐，从"坏脂肪酸"摄入的热量不超过总热量的10%，并且以"好脂肪酸"作为替代，减少"坏脂肪酸"摄入的同时增加"好脂肪酸"摄入，可以有效降低心血管疾病发病率及死亡率。美国糖尿病学会、英国国家卫生与临床优化研究所（NICE）等推荐摄入富含多不饱和脂肪酸的饮食，以实现预防和治疗糖尿病的目的。

全球疾病负担数据建议，同时增加长链ω-3脂肪酸和ω-6脂肪酸的摄入，但分子机制研究表明ω-3脂肪酸和ω-6脂肪酸在某些代谢通路的作用上存在竞争关系，因此与其单纯地增加其中一类脂肪酸的摄入，不如控制适当的ω-3：ω-6脂肪酸比例，这样也许更有意义。但是，多不饱和脂肪酸对糖代谢的影响，以及对2型糖尿病的预防作用，目前仍然没有统一的结论。个别研究提示，富含多不饱和脂肪酸和ω-3脂肪酸的饮食可显著增加空腹血糖水平，或者对糖化血红蛋白无显著影响，有害无益。

健康地吃脂肪就是把脂肪用好，取其利，去其弊。科学烹饪和摄入，应该把握以下几个原则：

（1）适量摄入

中国居民膳食脂肪和脂肪酸参考摄入量建议，成人每天摄入的 ω–6 脂肪酸能量占比应为 2.5%~9.0%，ω–3 脂肪酸占比为 0.5%~2.0%，其中 EPA 和 DHA 每天共摄入 0.25~2.0 克。以每日所需能量为 2 000 千卡估算，则共需摄入 5.5~20 克 ω–6 脂肪酸、1.1~4.0 克 ω–3 脂肪酸。

我国婴幼儿及孕妇和乳母群体的相应参考摄入量如下：

表 8–4　中国居民膳食脂肪和脂肪酸参考摄入量（2017 年发布）

人群	总脂肪量	亚油酸	花生四烯酸	亚麻酸	DHA	EPA
0~0.5 岁	48%E	7.3%	150 mg/天	0.87%E	100 mg/天	–
0.5~1 岁	40%E	6.0%	–	0.66%E	100 mg/天	–
1~4 岁	35%E	4.0%	–	0.6%E	100 mg/天	–
孕妇和乳母	20%E~30%E	4.0%		0.6%E	200 mg/天	50 mg

注：未制定参考值的项目用"–"表示，"%E"为占能量的百分比

大多数指南建议将饱和脂肪酸的摄入量控制在每日总能量的 10% 左右。这相当于男性每日摄入饱和脂肪酸不超过 30 克，女性摄入量不超过 20 克。更通俗一点儿来说，男性每天最多吃半份红烧肉；女性每天最多吃一个菠萝包的量。美国心脏协会的建议则更加严格，将饱和脂肪酸摄入量比例控制在 5%~6%。

表 8-5 不同地区/组织的饱和脂肪酸推荐摄入量

机构	摄入百分比
世界卫生组织	<10%每日总能量
《中国居民膳食指南（2022）》	<10%每日总能量
英国《膳食指南（2016）》	<11%每日总能量
《美国居民膳食指南（2020—2025）》	<10%每日总能量
美国心脏协会	5%~6%每日总能量

因此，我们建议饱和脂肪酸的摄入量以<10%每日总能量为宜，对降低心血管疾病的风险、维持整体健康都有益处。

我国有80%的家庭每日摄入食用油量超标，《中国居民膳食指南（2022）》推荐每人每日摄入烹调油量为25~30克。建议使用一个有刻度的油壶，每天有意识地减少用油量，或者将全家每天应吃的油量倒入一个碗中，三餐用油只从里面取，培养少用油的习惯。

（2）来源丰富

长期食用只含单一脂肪的食物，容易造成脂肪酸和营养伴随物摄入不平衡，所以油要轮换着吃，动物性食物也要轮着吃。

常见的动植物油脂按照脂肪酸组成可以分为四大类：

• 饱和脂肪酸较多的，如猪油、牛羊油、椰子油等
• 单不饱和脂肪酸较多的，如橄榄油、茶籽油、花生油、稻米油、菜籽油等

- 亚油酸较多的，如大豆油、葵花籽油、玉米油等
- α-亚麻酸较多的，如海洋植物油、海洋动物油脂、亚麻籽油等

如何选择呢？饱和脂肪酸较多的油一般仅偶尔选用，不必多吃；单不饱和脂肪酸、亚油酸和α-亚麻酸较多的油，每个类型中根据口味喜好和消费能力平衡选择，换着吃就可以了。

要交替食用不同类型的油，举个例子：如果把同属于ω-6脂肪酸中亚油酸较多类型的大豆油、葵花籽油、玉米油换着吃，从脂肪酸平衡的角度来看意义不大。

平日以素食为主者，可以适量吃点儿猪油和饱和度较高的植物油。如果平时吃肉较多，已经从食物中得到了较多的动物脂肪，就应尽量少食用猪油、牛油等饱和脂肪。

豆制品吃得多的人，亚麻酸、亚油酸的摄入已较为充分了，可选择橄榄油、花生油、茶籽油、稻米油等富含油酸的油脂。

（3）科学烹调

食用油的性质不太稳定，在持续高温下会发生一系列化学变化，不仅损失维生素E、必需脂肪酸等营养成分，还可能会生成一些有害物质。因此，推荐多用蒸、煮、炖、熘、拌、汆等低温且少油的烹饪方式，而且尽量不要超过七成热，少采用煎炸操作。亚麻籽油、初榨橄榄油等适合凉拌和浇淋。

职场人的午餐以购买外食居多，外售食物几乎都使用富含 ω-6 脂肪酸的精炼植物油，在家做菜建议使用 ω-3 脂肪酸和 ω-9 脂肪酸含量丰富的橄榄油。

牛奶及奶制品

我曾经遇到过一个矮胖的孩子，他的血液中磷含量达到了 13 mmol/L，这一含量已经很高，但是这个孩子血液中钙的浓度非常低。进一步询问后我发现，原来家长认为牛奶非常有营养，所以用牛奶代替水，这个孩子也特别爱喝牛奶，一天至少喝 2 000 毫升的牛奶。

虽然牛奶中钙含量非常高，但磷含量也非常高，大量甚至过量地喝牛奶，就会导致钙的溶出和沉积。钙的溶出就是钙从骨骼中跑到血液中，而钙的沉积就是血液中的钙沉积下来，黏附在心脏、血管、其他器官等不应出现的地方，最终导致骨质疏松、肾脏炎症、血管钙化……前面提到的这个孩子如果继续把牛奶当水喝，一系列的老年病都会提前出现在孩子身上。听了我的话，这位家长给孩子减少了牛奶摄入量，孩子渴了就喝白开水，没过多久，孩子血液中磷含量就恢复到了正常水平，血液中钙含量也上升到正常水平，他的身高还长了 3 厘米。

过犹不及，有营养的食物也不是越多越好。

喝牛奶补钙与胰岛素抵抗

目前，缺钙是我国一个普遍的社会现象，在各个年龄段都有缺钙的情况存在。钙是构成骨骼、牙齿的重要成分。从出生到衰老，人体骨骼的含钙量变化是有规律的，一般来说，生理性骨量减少是从 40 岁开始的终身过程。从婴儿到青少年时期，如果钙摄入不足，步入中老年后，就会更容易患骨质疏松疾病。

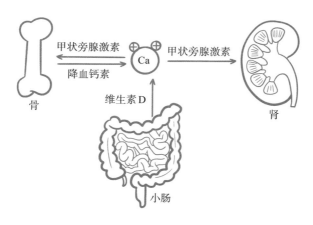

图 8-7 钙的代谢

人体对钙的吸收率是随着年龄增长而下降的：

- 婴儿 >50%

- 儿童约 40%

- 成年人约 20%

- 老年人约 15%

一篇《中国大陆地区以–2.5 个标准差（SD）为诊断标准的骨质疏松症发病率文献回顾性研究》的文章显示：我国 40 岁以上人群的骨质疏松症发病率为 19.74%。这项研究还表明，人类的骨质疏松症患病率随着年龄增长而逐渐增加。

钙的吸收率除了和年龄有关系，还与富含钙的食物摄入量、药物、多种疾病（糖尿病、脂肪泻、慢性肾炎、甲状旁腺功能亢进症、甲状腺功能亢进、转移性骨肿瘤、慢性肝炎、肝硬化等）有关系，并且 2 型糖尿病会增加骨折的风险。

看到这里你一定要问：不管牛奶能不能补钙，毕竟是有营养的食物，而且喝牛奶和糖尿病有什么关系呢？

如果你身上出现了下述情况，那么喝牛奶可能对你来说并没有益处：

- 睡前喝牛奶不能改善失眠问题
- 睡前喝牛奶，半夜容易出汗
- 喝牛奶的时候爱长痤疮

喝牛奶会有什么不好的影响吗？

有研究显示，高剂量摄入牛奶增加了 8 岁男孩的胰岛素反应和胰岛素抵抗。研究对象是 8 岁的孩子，研究者给受试对象配制了肉类或乳制品的测试餐，然后测量餐后的胰岛素水平。毫无例外，摄入牛奶组对胰岛素反应更高；牛奶组与肉类组各食用 7 天后，牛奶组开始出现胰岛素抵抗。过量食用牛奶仅 7 天后，情况就变得十分可怕。该数据似乎表明食用乳制品可能导致体重增加。大多数乳制品的血糖指数很低（15~30），但胰岛素指数很高（90~98）。

胰岛素的分泌受到很多因素的影响，包括蛋白质的种类、碳水化合物的种类、脂肪的比例等。牛奶可以刺激胰岛素的分泌，其实不仅仅是牛奶，像酸奶、全麦面包、杂粮馒头、某些水果、鸡蛋等也可以刺激胰岛素的分泌。适量喝牛奶，即每天喝约200毫升的牛奶，对身体是有益处的。牛奶中的乳清蛋白可以提高胰岛素敏感性，再建胰岛素信号通路，其中的机制我们尚不清楚，可能与乳清蛋白中的支链氨基酸和亮氨酸有关系。牛奶中还含有一种脂肪酸，叫作共轭亚油酸，它存在于反刍动物的奶和肉中。共轭亚油酸可以明显改善实验大鼠的高胰岛素血症和高血糖，这可能是因为它增加了骨骼肌的葡萄糖转运蛋白的活力，以及减弱了脂肪细胞的促炎状况。

牛奶是一把双刃剑，喜欢的人可以适量喝（每天约200毫升），不喜欢的人也不必逼迫自己喝。

理想的钙源

食物中钙的来源以奶类及奶制品为最好。奶类及奶制品几乎含有人体需要的所有营养素，不但含钙量高，而且钙的吸收率高，是钙的最好食物来源。常见的奶类和奶制品有纯牛奶、酸奶、奶粉、奶酪等。

现在市场上奶类及奶制品这么多，选择哪种补钙效果更好呢？

- 纯牛奶包括需要冷藏的巴氏奶和不需要冷藏的盒装原味牛奶，上面印着"纯牛奶"三个字。酸奶分为两种，一种是纯的原味酸奶，另一种是加了蛋白粉、果汁、果粒的调味酸奶或风味酸奶。在等量的情况下，纯牛奶和原味酸奶的营养价值是等同的，都含有丰富的钙，并且易吸收。如果存在乳糖不耐受、喝牛奶腹泻的情况，可以选择酸奶。不喜欢喝牛奶的话，也可以喝酸奶。调味酸奶、风味酸奶等饮品的营养价值比纯牛奶和原味酸奶低

- 奶粉是鲜奶经脱水干燥制成的粉，包括全脂奶粉、脱脂奶粉、配方奶粉等，营养价值较高，也是钙的优质来源。需要低脂饮食的人群，如高血压、高血脂患者，一般宜选用脱脂奶粉

- 奶酪是含钙最多的奶制品，非常容易被人体吸收，是补充钙和蛋白质的最佳选择。不过，奶酪所含热量较高，不宜过多食用

从补钙角度来讲，纯牛奶、酸奶、奶酪、奶粉选哪种都可以，根据个人喜好和口味来定就好。除了奶类和奶制品，豆类、坚果类、绿色蔬菜等都是钙的较好来源。

最适宜的牛奶摄入量取决于整体的饮食质量。如果饮食质量低（低收入家庭的儿童），喝牛奶可以改善营养；而如果饮食质量高，多喝牛奶不太可能提供实质性的好处，还可能有危害。

风味酸奶和可乐哪个更健康？

很多公司食堂会在午餐盒饭中搭配一盒风味酸奶，因为酸奶可以助消化，提供益生菌维护肠道，酸酸甜甜的口味也受人欢迎，一般被认为是健康食品。我可以说出一大堆酸奶的优点，但我反复强调，看一种预包装食品是不是健康食品，需要看食材配料表。

将下面的风味酸奶和可乐的配料表比较一下，可以看到：

• 钠含量：风味酸奶的钠含量是每100毫升50毫克，可乐的钠含量是每100毫升12毫克，风味酸奶的钠含量高于可乐

• 糖含量：风味酸奶的糖含量是每100毫升13克，可乐的糖含量是每100毫升10.6克，风味酸奶的添加糖含量高于可乐

无论是会导致胰岛素抵抗和高血压的钠含量，还是大家都害怕的糖的含量，风味酸奶都要高于可乐。和这瓶风味酸奶相比，可乐反倒更健康，对胰岛素也更友善。

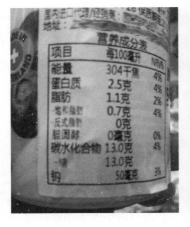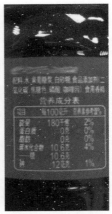

风味酸奶　　　　　　　　　　可乐

图 8-8　风味酸奶 vs 可乐

干酪、奶酪应该多吃吗？

干酪就是我们常说的原制奶酪（简称"奶酪"），是用牛奶、羊奶等奶类经多次发酵而成的，原汁原味，在欧美比较流行。比萨、意大利面的制作过程中都会加入原制奶酪，奶酪还可以配面包、饼干、葡萄酒食用。原制奶酪最纯正，但由于其特殊的风味，很多中国人吃不习惯。

原制奶酪是牛奶的精华，每 10 千克牛奶才能生产出 1 千克奶酪。

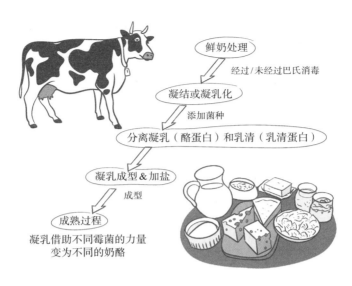

图 8-9　各种奶制品的制作过程

我们可以说，奶酪的营养价值是牛奶的 10 倍。

奶酪为什么这么神奇，有这么大的功效呢？我们先来看一下它的制作过程。奶酪是牛奶经过浓缩、发酵而成的奶制品，去除了牛奶中大量的水分，保留了牛奶的精华——丰富的蛋白质、糖类、维生素和钙、磷、钠、钾、镁等矿物质，所以奶酪又被称为乳品中的"黄金"。奶酪独特的发酵工艺，使营养素的吸收率提高到了 96%~98%。

我们再来看钙的含量。半个鸡蛋大小的奶酪所拥有的钙等同于 200 毫升牛奶中钙的含量，这些钙就达到了我们一天需要量的 40%。乳糖不耐受的人不能喝牛奶，但吃奶酪就毫无问题，

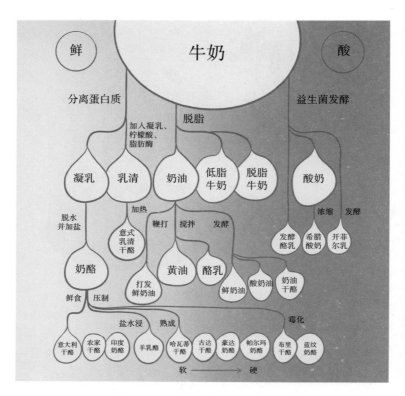

图 8-10　各种奶制品的制作过程

　　所以奶酪是食物补钙的极佳选择，对促进骨骼的生长发育有非常大的好处。对生长发育旺盛的儿童和青少年来说，奶酪是最好的补钙食品之一。

　　奶酪含钙量高，多吃奶酪得到足够的钙能够预防龋齿。

　　奶酪能帮助长高。奶酪制作过程中的发酵环节保留了牛奶的精华，使奶酪中的营养物质能够几乎 100% 地被吸收。奶酪属于发酵食物，是益生菌的极佳来源。益生菌群能够维护我们的肠道健康，助力营养物质的吸收。营养足了，"长高基因"才会一直处于"开启"状态，让各种有助于长高的激素努力发挥作用。发酵食品中的有益菌群还能够改善我们肠道的微生态平衡，肠道的环境好了，营养物质的吸收能力就强了，吸收到的营养素多了，人自然就长高了。

但是，发酵过程费时又费力，所以商家总是尽可能地省略这个步骤。真正的发酵食物的价格自然要比替代品高，我们可以通过价格来初步辨别是不是真正的发酵食物。

奶酪的优点：

· 浓缩牛奶的精华

· 不含乳糖

· 发酵食品，富含益生菌

· 不对胰岛素造成压力

奶酪浓缩了牛奶的精华，中国人近几年才刚刚开始学着吃奶酪，奶酪的摄入量整体上还很少，适量吃一吃也是不错的选择。

首先我们要知道，市面上的奶酪分为天然奶酪和再制奶酪（再制干酪）。什么是再制奶酪呢？顾名思义，再制奶酪就是再一次制造出来的奶酪，没错儿，就是在天然奶酪的基础上，额外添加一些添加剂、调味剂以及水，以此来改善奶酪的口感，甚至延长奶酪的保质期，所以再制奶酪的营养价值一定降低了不少。在超市里，我们看到的大多数切片奶酪都属于再制奶酪。当然，如果留心观察，就会发现标签上也标明了"再制"。

再制奶酪添加其他辅料制成，更符合中国人的喜好。根据最新发布的《食品安全国家标准　再制干酪和干酪制品》（GB 25192–2022），再制奶酪中干酪的使用比例应大于 50%。干酪使用比例在 15%~50% 的应称为"干酪制品"或"奶酪制品"。换句话说，标明"奶酪/干酪制品"的食品中，干酪含量相对少一些。

全世界有几千种奶酪，每种奶酪独特的风味就是它的精髓，只要是符合本国国家标准的产品就都可以选择，我们可以挑选自己喜欢的口味。购买再制奶酪的时候，多看看配料表和营养标签，并关注"干酪/奶酪添加量"这一指标。当然，不同种类奶酪的蛋白质、脂肪、钙和钠含量不同，也会导致相同干酪添加量的奶酪之间存在营养成分的差异。

如果你实在不知道怎么去选择奶酪，还可以通过奶酪的形状进行选择。天然奶酪都是一大块的，有些店铺非常人性化，会先给顾客尝尝味道，我们可以试吃后根据喜欢的口味进行购买。

最后请记住：全面的营养均衡不是单一食物（包括奶酪）能够解决的，还应该放到饮食搭配中去整体考虑，根据个体情况来选择。

奶酪的钠含量高，健康吗？

　　奶酪的制作过程需要加盐，因此奶酪中含有适量盐是正常的。如果过分追求低钠奶酪，就可能导致成品中奶酪用量减少。目前网上流行的"钙钠比"这个概念，并不能反映奶酪中钙和钠的绝对含量。我们应该用配料表结合营养成分表来选择，因为钙是可以人工强化的，氯化钠也可以用氯化钾替代。另外，奶酪作为含盐量较高的食品，在西餐中常作为佐餐、配料，有点儿类似中餐常用的豆瓣酱、腐乳等调味品。食品企业针对中国人的口味特点开发出了奶酪棒这一零食形态的产品，但它毕竟不是主食，在享受奶酪美味的同时，也应控制食用量，以不影响正餐的食欲为准。

　　怎么做奶酪拼盘？记住以下原则，任何时候都可以制作一个让大家难忘的奶酪拼盘。

- 每种奶源的奶酪都选一款
- 选取不同质地的奶酪
- 从冰箱取出后 30 分钟上桌
- 把喜欢吃的奶酪都放上去

吃奶酪棒能补钙吗？

《中国食物成分表（标准版）》（第 6 版，第二册）显示，每 100 克干酪中钙含量为 799 毫克。目前市场上儿童再制奶酪的钙含量大约在每 100 克 148~725 毫克。《中国居民膳食指南（2022）》建议儿童从小养成饮用牛奶、早餐吃奶酪、喝酸奶等习惯，目的就是增加钙、优质蛋白质和微量营养素的摄入。美国国家乳制品委员会评估了乳制品对儿童和成年人能量与营养成分摄入的贡献（2015—2018），发现牛奶、奶酪、酸奶对钙的贡献总计占比 61.6%。

一般来说，钙含量高的食品是好的，但凡事都有"度"，《中国居民膳食营养素参考摄入量（2017 版）》对 4~6 岁、7~10 岁儿童的钙推荐每日摄入量分别为 800 毫克和 1 000 毫克，4 岁以上各年龄段人群钙的每日最高可耐受摄入量为 2 000 毫克。钙摄入太多会增加肾结石和心血管疾病风险。

为了迎合消费者对钙的需求，部分奶酪棒中会添加钙强化剂，比如碳酸钙等。根据《食品安全国家标准　食品营养强化剂使用标准》（GB 14880—2012）的要求，原制奶酪和再制奶酪中还可以额外添加每 100 克 250~1 000 毫克的钙。牛奶、奶酪中本身所含的钙是乳钙，吸收率高达 62%~70%，相比于钙强化剂，更易于消化吸收（乳钙吸收率是碳酸钙和葡萄糖酸钙的 2.5 倍，是乳酸钙的 1.75 倍）。乳钙不会导致气胀、浮肿、便秘，是目前婴儿补钙的较佳来源。

我们更应该关注奶酪棒中干酪的含量。目前，奶酪棒产品中干酪添加量差异极大，有的能达到 80%，有的不到 20%，来自干酪本身的钙才是我们真正应该摄入的。以切达干酪为例，钙含量在每 100 克 650~850 毫克，这个数字已经很高了。

所以，你在挑选奶酪棒的时候，需要留意配料表，看看钙来源除了干酪本身，是否也有碳酸钙等营养强化剂。

吃奶酪棒能补充蛋白质吗？

奶酪富含优质蛋白，蛋白质约占干酪重量的 8%~33%，相比之下，牛奶中蛋白质含量约为 3.3%。一般来说，奶酪棒等产品中蛋白质含量越高越好。

有部分生产者会在产品中添加浓缩乳清蛋白粉、牛奶蛋白、乳清粉或全脂奶粉等原料，你可以在配料表中找到这些信息。乳清蛋白更容易被儿童消化吸收，而加入的其他蛋白质的实际消化率要低于奶酪本身所含的蛋白质。奶酪的发酵和成熟对自身酪蛋白有预分解作用，形成肽、氨基酸等小分子水溶性化合物，更容易被肠道吸收。

消费奶酪棒的小提示

- 应该关注奶酪棒中干酪的含量，来源于干酪本身的蛋白质才体现出奶酪的价值，否则直接喝牛奶或奶粉就可以了，毕竟便宜。

- 不要过分迷信蛋白质含量，奶酪中的蛋白质含量本身已经比较高了，如果发现奶酪棒中蛋白质含量非常高，建议仔细看配料表中干酪的添加量是多少，有没有使用浓缩牛奶蛋白或全脂奶粉等富含蛋白质的原料。

第 9 章
健康烹饪

烹饪是一门大学问，做出色香味形质俱佳、安全无害、利于吸收、有益健康的菜肴，是每个追求美食和健康的人的终极目标。为此，我们应该像研究绿色新能源那样研究食物的变化，让每一口食物都成为消炎的助力，而不是埋下致炎的隐患。

有仪式感地吃饭

现在孩子的读书压力非常大，考试也多，父母在孩子考得不太理想的时候，都会忍不住开导几句。家长一般都会跟孩子说："这次没考好没关系，正好可以知道自己在哪些方面存在问题，针对这个问题再努力。"如果孩子需要鼓励，还会加一句："加油！下次一定会更好。"我曾问过一个全职妈妈，这些鼓励孩子的话是在饭桌上说的，还是和孩子散步的时候讲的。她认为说话的时间、场合和营养没有关系，但是作为一名营养学家，我想说饭桌上聊这个话题一定会影响各种激素的分泌。

我们先来看看食物是如何被身体吸收的。以米饭为例，米饭里面的淀粉先被口腔中的唾液淀粉酶分解为麦芽糖，麦芽糖在小肠被麦芽糖酶分解成葡萄糖，葡萄糖就是我们获得能量的原料。如果淀粉在口腔里面没有被唾液淀粉酶分解成麦芽糖，直接到胃和小肠，淀粉就无法被人体吸收，最终会被排出体外。所以，淀粉消化吸收的关键是在口腔咀嚼的时间和唾液淀粉酶的分泌量。在口腔咀嚼的时间长一些，唾液淀粉酶就分泌得多一些，也就有更多的淀粉被分解成麦芽糖，为我们提供能量，同时还可以让血糖波动更平稳。饭后的血糖越稳定，对维护孩子的胰岛素敏感性越有利，孩子越不会发胖、超重，反之更容易引发胰岛素抵抗，造成将来糖尿病的发生。如果孩子为了逃避被父母说教，狼吞虎咽地快速吃饭，淀粉没有被分解成麦芽糖，也就无法再转化成葡萄糖，身体得不到足够的能量供应，生长和发育会变得迟缓。再来看一看肉的消化和吸收过程。肉为我们提供了优质蛋白质，蛋白质不经过消化也是不能被人体吸收的。先是牙齿和舌头一起把肉搅拌和嚼碎，嚼得越碎，对胃部的压力就越轻。嚼碎的肉糜在胃部会被胃蛋白酶水解成氨基酸，氨基酸在小肠被吸收后，送到肝脏被身体吸收并利用。所以，消化吸收蛋白质的关键是胃蛋白酶的分泌量。研究表明，情绪影响着胃蛋白酶的分泌，如果心情愉悦地吃饭，胃蛋白酶的分泌就会增加，蛋白质被消化为氨基酸，并为身体所用。反之，忧伤、焦虑、激动的负面情绪都会抑制胃蛋白酶的分泌，在缺少胃蛋白酶的情况下，蛋白质就无法水解为氨基酸，也无法为我们所用，将会造成免疫力低下。机体无法通过正常三餐饮食获得足够的蛋白质和碳水化合物，和孩子将来患 2 型糖尿病的风险有直接联系。

有些家长喜欢在餐桌上训孩子，孩子被教训得眼泪汪汪，战战兢兢的，巴不得赶快吃好饭离开饭桌，避开父母的责骂，食物中的淀粉还没来得及被唾液淀粉酶分解为麦芽糖，就这么咽下去了，无法被小肠吸收后为身体提供需要的能量；同时，不安、焦躁的情绪抑制了胃蛋白酶的分泌，蛋白质无法分解为氨基酸，也无法被身体利用，长期下来怎么可能为生长发育提供足够的营养供应呢？充足的营养是人体正常新陈代谢的基础，而脂肪、蛋白质和糖正是人体所需的三大营养物质。在无法正常消化、吸收蛋白质和糖的情况下，一开始人体会将多余的脂肪转化为蛋白质和糖，以保证正常代谢的需要。这样一来，在一段时间内机体各方面表现正常。但这种异常的代谢方式维持不了太长时间，为了继续保证血糖水平（如果血糖不足，人的大脑、心脏、呼吸、肝脏功能都会受到严重影响），胰腺分泌的胰高血糖素增加，分泌的胰岛素减少，久而久之，胰岛素抵抗、糖尿病就这样出现了。同时，吃饭时的紧张气氛给孩子营造了一个恐怖的环境，压力应激状态下身体会分泌糖皮质激素。糖皮质激素由肾上腺皮质分泌，是机体的一种应激激素，也是一种胰岛素的反调节激素。如果孩子长期处于高浓度糖皮质激素的内环境下，必然会影响机体对胰岛素的敏感性，最终导致胰岛素抵抗。

吃饭是一个家庭最重要的仪式，这种仪式感的重点在于吃饭过程中的沟通、陪伴，以及保持愉悦的心情。

心情对食欲有很大的影响。"宁吃开胃粥，不吃皱眉饭。"这句话就是让我们吃饭的时候不要带着坏情绪。家庭成员一起吃饭时，可以饭前一起摆放带有大家喜欢的风格、图案的碗筷，吃饭的时候大家一起享受美食，一边互相倾听最近身边发生的事情，也可以聊一些增进食欲的话题。父母和孩子之间的情感关系在餐桌上升温，食物的养分把代谢的潜力发挥到极致。

磨刀不误砍柴工，这里的"砍柴"就是指咀嚼食物以后分泌唾液淀粉酶、胃蛋白酶等各种消化酶的过程，"磨刀"就是营造一个良好的就餐环境。我用专门的一节内容来讲有仪式感地吃饭，足以说明饮食环境对于身体代谢和吸收营养的重要性。

吃看得到食材本来面貌的菜肴

腌笃鲜是一道江南特色菜，由竹笋、鲜猪肉慢火煨成，鲜咸入味，香糯不腻。虽然这道菜的来历说法不一，但腌笃鲜让品尝的人明白了笋可以比肉更好吃。一碗腌笃鲜端到你的面前，笋是笋，猪肉是猪肉，看得明明白白的。糖醋小排就不一样了，每一块小排都均匀上色、裹好糖衣，即使是用高级的伊比利亚黑猪肋排烧的，你可能也看不出来：这是一块猪肉、鸡肉，还是牛肉？

关于健康烹饪，有个简洁易记的小秘诀：能看得到食材本来面貌的菜肴，一般不会使用太多的调味品，也不会使用太过猛烈的烹饪方式，更不会利用化学方法改变食物的化学特性和天然具有的功效。

过度烹饪还会产生更多的AGE，也就是前面我们提到过的晚期糖基化终末产物，通过测定AGE的含量来预测糖尿病并发症风险，这样的研究已经在一些临床机构开展了。在第一部分第4章中，我们详细讨论了AGE的过度积累与糖尿病及其他慢性疾病有着密不可分的关系。AGE作为糖前期、糖尿病及其并发症的重要致病因子之一，通过以下三种方式危害人体：①导致胰岛β细胞凋亡，并直接修饰胰岛素，导致胰岛素功能异常，还可

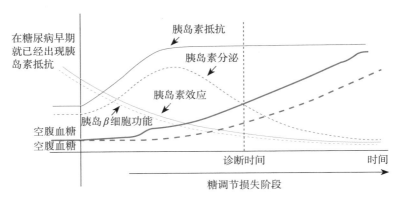

图9-1　糖代谢调节失衡过程

抑制胰岛素信号通路，最终导致胰岛素抵抗；②与细胞外基质大分子交联，阻碍其正常降解；③AGE与细胞膜上的相应受体结合，导致神经细胞受损、凋亡，还可激活多种炎症通路，导致炎症发生。AGE就是这样导致糖尿病发生与发展，让我们一步步成为糖前期和糖尿病患者。

很多人喜欢听菜放到锅中后发出"呲啦"的声音，觉得这才是烟火气，其实这样非常不健康，冒烟的时候油温已经非常高了，在炒菜过程中很容易产生致癌物质，同时产生的油烟对肺部有很大的伤害。

让我们想想，烹饪的目的是什么？

烹饪是为了消灭病原体，减少生物性危害；同时，还可以增加食物的色、香、味，使食物变得更有营养、更易消化。但是，在烹饪食物的过程中也可能会形成对健康有害的污染物，不同的烹饪方式、烹饪温度对食物产生污染物的主要影响见下表：

表9-1 不同的烹饪方式、烹饪温度下食物产生污染物的情况

方法	温度（摄氏度）	所产生的主要污染物	能否保留蔬菜中的水溶性维生素
炒	约160~240	蔬菜中的丙烯酰胺	√
焗	约150~230	高脂肉类中的多环芳烃（PAHs）及胆固醇氧化物（COPs）	×
炸	约160~200	蔬菜中的丙烯酰胺，尤其是马铃薯制品、翻用食油中的PAHs、肉类及动物脂肪中的COPs	×

方法	温度 （摄氏度）	所产生的主要污染物	能否保留蔬菜中 的水溶性维生素
煎	约 150~200	肉类中的杂环胺	×
煮	约 100	焯煮及炖煮不大可能产生污染物，含动物脂肪的火锅汤底经重复煮沸可能会产生 COPs	×
蒸	约 100	不大可能产生污染物	√
炆	约 80~100	高脂肉类经长时间重复加热可能会产生 COPs	×
隔水炖	约 60~100	产生的 COPs 量微不足道，原因是隔水炖的食材多为瘦肉、水果及中草药	×

烹调时，要在让菜肴达到食品安全的基础上，带来更美好的口感和风味，并且尽可能减少营养素的损失，让人体接受食物，其中的养分能为身体所用；还要避免引入过多的油、盐、糖等成分，以免不利于预防肥胖和各种慢性疾病。

除了过度烹饪，外售的超加工食品也很危险，100 千卡的超加工食品就会使人"变傻"。饮食结构的不合理、体内氧化应激程度的增加以及去糖化能力的下降都导致 AGE 加速积累。AGE 在体内蓄积导致胰岛素抵抗和胰岛 β 细胞受损，并最终引起糖尿病的发作。

吃饭时留心看一下，如果某道菜可以一眼认出使用的食材，这道菜就是健康的。简单烹饪、看得到食物本来面貌的菜肴中 AGE 较少，保留了更多对我们身体有益处的营养物质和植物抗氧化物质。

用平底锅减油

俗话说，开门七件事，柴米油盐酱醋茶。每个人的一天都是由食物开启的，大家都喜欢美食，但美食往往和高油、高糖、多盐脱不了关系。我们来讨论一下怎么减油。

我推荐用西式平底锅代替中式炒锅烧菜。中式炒锅的底部是圆锥形的，西式炒锅的底部则是平的。我们不妨回忆一下初中数学题，圆锥体积是怎么计算的。

$$圆锥体积＝底面积 \times 高 \times 1/3$$

其中，底面积是锥体的底面圆形所占的面积，也是油的面积；

锥体的高就是锥的顶点到圆锥的底面圆心之间的距离，就是油的高度。

当我们往锅里面倒油的时候，把等量的油倒到中式炒锅内和西式平底锅内，肉眼看到的油的面积是西式平底锅＞中式炒锅，而油的高度是中式炒锅＞西式平底锅。所以，大脑会认为倒到西式平底锅内的油要多于中式炒锅内的油。用这个方法，可以少放 1/3 的油，马上试试吧。

用香料给菜肴增鲜

暑假通常是超重儿童家长为孩子体重最焦虑的时候，休息在家两个月，孩子的体重就"噌"的一下上去了。我们会组织"胖墩夏令营"，利用两个星期的时间为小胖墩进行减重、减脂。在胖墩夏令营，妈妈们向我问得最多的一个问题就是：我家宝贝就是爱吃饭店的菜，我也知道饭店的菜油多、盐多、味精多，不是非常健康，有什么办法可以不用加那么多油和盐，也不用加那么多味精之类的调味品，还能让菜保持鲜美呢？

这个不难，先讲一讲食物的鲜味是怎么来的吧。

鲜味的来源

我们尝到的基本味道有甜、酸、苦、咸、鲜。甜味来自碳水化合物，酸味和食物中氢离子的浓度有关，苦味来自抗氧化物质，咸味来自钠离子以及其他的矿物质，鲜味则来自肽。肽是蛋白质的分解产物，一种短链氨基酸。

如果你吃一口生猪肉，不会有任何好吃的体验。我们把猪肉用水煮一下，猪肉中的蛋白质就会水解成肽。肽是一种小分子化合物，能够与我们味蕾中的受体结合，在它们结合的瞬间我们就尝到了鲜味。

盐分子是由一个氯离子和一个钠离子组成的，在肉汤里面加上一些盐，肽和盐里面的钠离子共同和味蕾中的受体结合，我们就尝到了鲜和咸两种味道。如果大脑同时接收到了鲜和咸的信号，就会把这两种味道的信号放大上千倍，然后给我们反馈：这碗肉汤好鲜美啊!

所以，没有盐存在时我们只尝到了鲜味，有了盐的存在，我们就尝到了食物的鲜美。

传统工艺发酵的酱油，其鲜味来自肽。现在就可以去厨房拿一瓶普通的发酵酱油，我们来看一下配料表。酱油的配料表一般是这样的：水、大豆、小麦、食用盐、食品添加剂。食品添加剂包括：谷氨酸钠和肌苷酸二钠，这两种是增加鲜味的物质；苯甲酸钠，这是防腐剂；焦糖色，那是人工色素；三氯蔗糖，一种高浓度的甜味剂，甜度是蔗糖的 400~800 倍。

在鲜味调味品里面用量最大的是谷氨酸钠，也就是味精。味精是通过微生物发酵、提取、精制而成的，对味蕾的刺激好比肽和钠离子的结合，让我们尝到了食物的鲜美。如果我们烹饪时同时加了味精、鸡精、蘑菇精、生抽、老抽、蚝油等提鲜的调味品，就等于摄入了大量的谷氨酸钠。这些调味品中都有谷氨酸钠，如果我们摄入大量的谷氨酸钠，就会刺激神经系统，导致偏头痛。美国食品和药物管理局的研究显示：过量摄入味精会导致体重超重，以及镁、钙、锌这些微量元素的缺乏。

现在，很多饭店除了味精，还会大量使用蘑菇精、鸡精、蚝油这些复合调味品，风险要比味精大得多。这些复合调味品里面除了大量的味精，还有其他很复杂的化学物质，化学物质越是复杂就越容易出问题。用鸡精、蚝油等烹制的菜肴含有大量的嘌呤，有可能导致高尿酸症以及痛风。

烧肉的时候，蛋白质水解出来的肽和盐里面的钠离子结合，我们就尝到了食物的鲜美，这对我们来说是有益的。但是，烧菜时加入各种调味品，让我们摄入了大量的提鲜剂，这些都会影响到对钙、镁等矿物质元素的吸收，甚至会导致短暂性失忆、偏头痛、头晕等症状。对孩子来说，钙离子和镁离子少了，骨骼为了维持足够的骨密度，不再产生新的骨细胞，就会影响长高了。

我们的祖先用什么来调味？

聪明的古人早就学会了利用食物中天然的鲜味物质，把菜肴烧得无比鲜香。

天然的提鲜物质有 4 种，分别是谷氨酸钠、肌苷酸、鸟苷酸、琥珀酸钠。

- 谷氨酸钠就存在于肉类、海带，以及酿造酱油、发酵醋、豆豉等发酵的调味品中
- 肌苷酸广泛存在于肉类中（包括禽畜和水产），比如鸡肉、鸭肉、牛肉、羊肉、鱼肉、虾肉、蟹肉等
- 鸟苷酸存在于蔬菜和菌菇类食物中
- 琥珀酸钠在贝壳类动物中含量最多

我们的祖先就是利用这个奥秘来搭配食材，用鲜味的协同

作用让鲜味大爆发。比如：香菇中有鸟苷酸，鸡肉里面有谷氨酸钠和肌苷酸，我们就来做个香菇鸡块，这三种增鲜的物质协同作用能够提升鲜味。再比如，海带里面有谷氨酸钠，肉类里面有肌苷酸，我们就做个"鲜掉眉毛"的海带排骨汤。

我们的祖先还能够熟练运用各种香料来搭配食物，让菜肴增鲜。香料中独特的植物化学物质还能促进钙、镁的吸收，增加骨关节的柔韧性，消除关节的炎症，这些对生长发育中的儿童和青少年，以及患有骨关节炎的成人都适用。

例如，罗勒除了平衡激素，还能提供丰富的维生素K，维生素K能够活化骨钙素和骨基质蛋白，强化骨骼的密度。两汤匙罗勒就能提供成年人一天需要的27%的维生素K。

香菜能够让骨骼更强壮，改善贫血，清除体内的重金属、毒素。

莳萝是一种古老的草药，炒鸡蛋的时候我们加1~2汤匙莳萝，就能够给孩子提供一天所需要的近50%的维生素A、40%的维生素C、20%的锰、11%的叶酸和铁。一汤匙莳萝种子所含的钙比100毫升牛奶中的钙还要多。

肉桂不仅有特殊的馥郁、温暖味道，对健康最突出的作用就是抑制胰岛素抵抗和平衡血糖。

我家里一直种着各种迷迭香，开花季节每天早晨我会摘几朵，烧肉的时候就加一些迷迭香。迷迭香含有钙、镁、钾、铜、铁、B族维生素，动物研究显示迷迭香可以抑制果糖诱导所致的大鼠空腹血浆胰岛素浓度的升高；迷迭香的香气还能增强我们的记忆力。

所以，我一直推荐用香料代替各种调味品给菜肴提鲜，香料为我们提供身体所需的各种维生素、矿物质和植物化学物质，它们随时和表观基因对话，确保激素的正常分泌，让我们更健康。

蔬菜汆水再食用

蔬菜汆水可以降低肾结石风险

你知道吗？吃菠菜容易得结石。

菠菜中草酸含量较多，过多摄入菠菜会导致血中草酸含量增高，尿草酸浓度也较高。当尿液中的草酸遇到同在尿液中的钙离子时，就形成了草酸钙结晶，久而久之生成草酸钙结石。

我国南方省份肾结石的发病率非常高，是世界三大结石高发区之一；糖尿病患者合并肾结石的概率更高。草酸钙结石占肾结石的 80% 以上，是 5 种肾结石里最为常见的一种。形成草酸钙结石的过程是比较缓慢的，也是非常容易通过饮食阻断的。

降低肾结石风险的饮食策略有两种：

- 所有蔬菜都含有草酸，菠菜中草酸的含量偏高，其他草酸含量高的蔬菜还有苦瓜、空心菜、苋菜、番茄、红甜菜等；浓茶的草酸含量也非常高。去除草酸的方法非常简单：将蔬菜洗净后汆水。由于草酸溶于水，汆水后蔬菜中的草酸可以去除60%~90%，同时蔬菜中对我们不友善的植酸也可以去除

- 我国的饮食结构决定了每餐中的钙含量偏低。如果吃含草酸高的蔬菜，比如蔬菜沙拉，同时再来几口富含钙的牛奶或者奶酪，不仅能补钙，蔬菜中的草酸也和牛奶中的钙结合，形成草酸钙后通过肠道排出，降低了草酸钙结石的风险

蔬菜汆水可以去除农药残留

农药是现代农业生产过程中的重要组成部分，什么蔬菜中农药残留比较多？又该如何减少农药残留？

叶菜类蔬菜中农药残留检出率较高，其原因是：

- 叶菜的食用部位通常接近土壤表面，这里容易患虫害，所以农民把叶菜的食用部位作为主要的施药部位
- 叶菜的生长周期通常比较短，施用农药后，菜农为了确保蔬菜新鲜，往往还没有到安全间隔期就采收上市
- 叶菜生长期短，农民会增加农药等化学品的使用，特别是夏秋季节速生叶菜类蔬菜的农药残留超标及检出情况较为突出

去除农药的方法非常简单：取一个锅，放半锅水煮沸，放些许食盐和几滴油，再把洗净的蔬菜放到沸水中氽水，氽水的时间依据对菜肴的软硬程度偏好而定。将氽水后的蔬菜捞出放到平底锅内，再按照平时的口感喜好烹饪即可。

在烧开的清水中氽烫一下，这种方法能有效地用高温分解蔬菜表面的农药残留，不过请谨记：氽烫后的水中农药浓度很高，千万不要食用！

规避磷酸盐添加剂

2 型糖尿病和慢性肾脏病的全球流行率不断上升。这是为什么？

糖尿病肾病、非糖尿病肾病，以及二者的组合，这三种情况都属于慢性肾脏病。同时，非糖尿病肾病患者早期常伴有胰岛素抵抗，随着肾功能越来越差，胰岛素抵抗也越来越严重。到底是肾功能障碍导致了胰岛素抵抗，还是胰岛素抵抗引起了肾功能减弱？我们还没有搞清楚胰岛素和慢性肾脏病之间的因果关系，从营养学角度看，慢性肾脏病可能和高蛋白饮食、血糖失调、营养物质代谢异常、肥胖、高血压、炎症产生、贫血有关系。

慢性肾脏病的早期总是伴随着胰岛素敏感性的减弱，当胰岛 β 细胞不能分泌足够的胰岛素来满足机体需要的时候，脂质代谢紊乱、嘌呤代谢紊乱、血压升高也随即出现。胰岛素抵抗是慢性肾脏病人患心血管疾病的一个独立危险因素，他们的心血管疾病死亡率比一般人群高出 30 倍，很多慢性肾脏病患者没有转变为尿毒症，是因为更早地死于冠心病、脑卒中，从而没机会发展为尿毒症。

我有一位尿酸调理不算成功的患者。他在经历了一次急性肾炎后找到了我，希望降低血尿酸水平。经过了 6 个月陪伴式调理后，他的血尿酸水平恢复到正常值。第二次肾炎后他又来找我，但这次我的调整失败了。这也说明了第一次找我的时候，他的肾功能没有损伤；而第二次找我的时候，他的肾功能已经遭受了不可逆的伤害，血尿酸水平偏高是肾功能衰退伴随的现象。肾功能衰退很难逆转，他必须更加努力地保护和维持现有的肾脏功能，不让情况继续恶化。

我们该如何通过饮食守护肾脏健康呢？

所有的 2 型糖尿病和慢性肾脏病患者，都可以通过使用平衡血糖激活胰岛素饮食餐盘、减少高钠和含磷食品添加剂的摄入量、适当增加体力活动，最终达到增加胰岛素敏感性、减脂、减重的目标。

无处不在的复合磷酸盐

肾脏最喜欢什么，又不喜欢什么呢？

肾脏最喜欢水和B族维生素，不喜欢高磷、高钠、高蛋白、高金属、高矿物质的饮食。

关于高磷饮食对肾脏和心脏的伤害，很多人并不清楚。磷是一种人体必需的微量营养素，与葡萄糖的细胞代谢密切相关。磷天然存在于许多食品中，机体吸收率低；而工业化的食物革命让磷酸盐藏身于绝大多数的加工食品中，并且这些磷酸盐添加剂几乎能100%被机体吸收。钙-磷酸盐晶体沉积的异位钙化普遍存在于糖尿病并发症中，包括血管钙化、肾病、视网膜病变和骨骼疾病。

在食品的生产加工过程中，为了充分发挥各种磷酸盐的协同增效作用，往往会同时使用两种或两种以上的磷酸盐，它们被称为复合磷酸盐。食品工业中的复合磷酸盐具有嫩化、保水、膨松、增塑、增容、改善流变性能及螯合金属离子等作用，还可以作为食品改良剂，改善食品的色、香、味、形，保持食品的新鲜度和质量等。

面包、面条、包子、面饼等面制品是我国传统的主食食品，方便食用又经济实惠。改良剂复合磷酸盐改变了天然谷物固有的物理特性，被绝大多数商家用于制作各种米面制品，尤其是冷冻米面制品。甚至有主厨认为，所有的面包都加了改良剂。

复合磷酸盐的主要作用有：

• 使面包更松软、隔夜后的面包不会变硬

• 使面条、水饺、糯米久煮不浑汤，口感更好

• 降低速冻水饺、速冻糯米等冷冻米面制品的冻裂率

- 增加馒头的重量和体积，同时降低了馒头的硬度，改善了馒头的白度，让第二天回炉的馒头还是那么白皙、有弹性、惹人喜爱
- 使麻球和油条更大、更松脆

　　用在各种肉制品中时，添加剂复合磷酸盐能够防止肉类烹饪后水分流失，保持肉质的嫩度和新鲜度，使水煮烹饪后的肉类外观更新鲜，加强肉制品的粘连，延长肉制品的保存期。

　　有没有遇到过这样的情况：在餐厅吃饭，上菜速度快得超出预期？遇到这种情况，请仔细听一下厨房有没有炒锅烧菜的声音，如果厨房没有浓重的烟火味和热闹的炒菜"交响乐"，那么你正在吃的菜肴很有可能是一份预制菜。你还有可能遇到过外卖点单后，外卖即刻就送到了的情况，这也说明你购买的是一份预制菜。预制菜就是预先制备好的菜肴成品或者半成品，用微波炉加热或者简单蒸一下、炒一下就可以呈现出大厨出品水平的菜肴。预制菜是高磷酸盐、高钠的超加工食品，添加磷酸盐起到了保鲜、保水、防腐、增香、提鲜的作用。为了保证品控和降低店面运营成本等原因，越来越多的餐饮企业和餐饮店使用预制菜。可能在不久的将来，昆明的某个饭店和广州的某个饭店，同一个菜品的味道是一模一样的，因为它们是从同一家预制菜公司采购的。过量食用预制菜增加了肥胖、胰岛素抵抗、糖尿病、慢性肾炎、痛风和心血管疾病的风险。

表 9-2　部分加工食品中复合磷酸盐改良剂品种及功效

食品种类	磷酸盐品种	主要功效
方便面	焦磷酸二氢二钠、三偏磷酸钠、三聚磷酸钠、偏磷酸钠	缩短成品复水时间，不粘不烂
饼干糕点	焦磷酸二氢二钠、三偏磷酸钠、三聚磷酸钠、偏磷酸钠、磷酸氢钙、磷酸二氢钙	缩短发酵时间，降低产品破损率，使空隙整齐，可延长储存期
饮料	磷酸、磷酸氢二钠、焦磷酸钠、三聚磷酸钠、聚磷酸钾、磷酸钙	控制酸度，螯合作用，乳化作用，用作稳定剂
蛋白	六偏磷酸钠	改善搅打，增加泡沫稳定性
果冻	磷酸二氢钠、磷酸氢二钠、三聚磷酸钠	缓冲作用
果酱	磷酸、六偏磷酸钠	控制 pH，螯合作用，增加得率
冰激凌	磷酸氢二钠、焦磷酸钠	提升分散度，缩短冷冻时间
熟肉制品及红肠等	磷酸氢二钠、焦磷酸钠、三聚磷酸钠	使色泽红润，口味佳，弹性好，得率高
香肠	焦磷酸二氢二钠、磷酸氢二钠、三聚磷酸钠、焦磷酸钠	加速加工处理，改善口味，色泽佳
家禽	三聚磷酸钠、焦磷酸钠	控制水分，增加得率，新鲜
水产品加工、鱼丸鱼肠、速冻食品	三聚磷酸钠、焦磷酸二氢二钠	螯合作用，控制水分，抑制晶花生成
蚕豆	磷酸氢二钠、三聚磷酸钠、六偏磷酸钠	缩短蒸发时间，改善色泽和口味
番茄酱	磷酸氢二钠	改善色泽，防止分层，增加得率

肾脏不喜欢磷酸盐，心脏也是

美国肾脏病学会年会会议论文《钠和磷酸盐食品添加剂会加剧慢性肾脏病的恶化和导致早期死亡》中提到，过量地食用富含磷酸盐和钠添加剂的加工食品，已经加剧了肾功能的下降，使慢性肾脏病发病率增加，成为引起心血管疾病和死亡的新的强大危险因子，增加了死亡风险。在中国，慢性肾脏病的患病率高达10.8%，患者人数超过1亿。肾炎导致胰岛素抵抗，进而发展成糖尿病、非酒精性脂肪性肝病、高血压等代谢性疾病。

很多健康问题的产生，都源于肥胖及久坐不动；肥胖的成因，说简单点儿，就是吃得多又动得少。但你有没有想过，是真的因为太胖而不想动，还是因为不想动所以越坐越胖呢？高磷饮食的人，随着摄氧量减少，自发的活动时间和中等及高强度运动量都在减少，久坐的时间增加了，就会造成心脏健康和脂肪酸代谢受损。没有了心脏提供强劲动力，你就会觉得坐下来更舒服。

即使糖前期和糖尿病患者的血清磷浓度正常，也必须警惕加工食品中的磷酸盐添加剂。通过饮食过量摄入磷会增加慢性肾脏病患者罹患骨骼和心血管疾病的风险，因此购买预包装食品的时候要细细查看配料表，检查一下有没有复合磷酸盐，有的话还是回避更好。把肾脏看护好了，才能逆转糖前期！

烹饪时记得开油烟机

亚洲女性的吸烟率很低，患肺癌的比例却高于男性，研究结果指向了女性的烹饪环境。

烹饪过程中会产生可见的烟雾，就是食用油煎、炒、烹和炸食物后发生剧烈化学变化而产生的油烟，包含多种有毒化学成分，已成为危害烹饪者健康的重要因素。不仅如此，国内千家万户的厨房烹饪油烟也是不经处理直排至室外的，城市大气中不断累积的油烟已经成为引起城市大气雾霾的重要排放源之一，甚至被认为是继工业排放、机动车尾气排放之后，导致空气污染的第三"元凶"。由此可见，烹饪油烟的净化对保护大气环境和保障人类的健康具有重要意义。

炒菜产生的油烟中含有大量的细颗粒物（PM2.5），如果不开抽油烟机，远远达不到快速降低PM2.5的效果，长此以往会对呼吸系统造成不可逆的伤害。厨房油烟是由油、水蒸气、液滴、燃烧产物以及冷凝的有机物组成的微米级别的粒子，属于超细微粒，直径为 0.1~2.5 微米。从形态组成上看，厨房油烟主要由颗粒物和气态物质组成，其中的一些挥发性有机化合物是异味的主要来源。油烟的组成十分复杂，成分有 300 多种，主要包括脂肪酸、烷烃、烯烃，以及氧化裂解后的短链醛类、酮、醇、酯、芳香族化合物和杂环化合物。

中式厨房的家庭烹饪温度高、用油量大，而且同时加入多种酱料，在高温下这些酱料发生化学变化，导致厨房的污染程度很高。研究表明，中式烹饪和西式烹饪产生的PM 2.5分别为30~1 400 μg/m³（微克每立方米）和20~535 μg/m³。中式烹饪产生的致癌物质苯并芘更多，是西式烹饪产生的苯并芘量的7倍，而日式烹饪几乎不产生苯并芘。

如果每人每天食用油的平均消耗量是40克，三口之家每天消耗食用油120克，每年接近44千克，按照目前市场上家用吸油烟机的油脂去除率为95%来计算，每年每户排放油烟颗粒物2 160克，约2千克。按上海现有900余万户家庭计算，全年全市的排放量就有1.8万多吨的油烟颗粒物，数量如此巨大的分散式点源排放出来的油烟废气量是相当惊人的。然而，目前我国对家庭厨房油烟排放的管理和控制还基本上处于真空状态。

美国纽约的研究者使用了高分辨率气溶胶飞行时间质谱仪，发现烹饪和交通的有机气溶胶的排放量具有相同比重，烹饪所产生的有机气溶胶占有机气溶胶总排放量的30%。大规模的烹饪已被确定是一个重要的有机碳和碳元素来源。

油烟中含有的挥发性有机化合物大部分为有害物质，苯的衍生物、多环芳烃类等为致癌物质，对人体健康造成极大的危害。研究表明，在中国内地、中国香港及新加坡，烹饪频率越高的女性患肺癌的概率越大，这与她们经常暴露在充满油烟的厨房环境中有很大的关系。

厨房油烟已经被证实是肺癌的危险因素，糖尿病患者也就不要冒这个风险了。

第 10 章
学会喝水

古代哲学家认为，水是万物之源，万物皆复归于水。

水是生命必不可少的物质。人体的含水量为体重的 60%~70%，婴儿身体的含水量更是在 70% 以上，没有任何一种物质像水一样广泛参与了人体的各种不同的代谢功能。有目的地喝水，让身体保持充足的水分，是保持健康和免疫力的关键。

让水增强抵抗力

人体缺水的时候，体内血液会变得黏稠。血液黏稠就意味着血管供血末端组织缺氧，免疫系统遭受破坏，功能下降，健康受损。即使人体缺少 1% 的水，也会迅速表现出症状。如果持续脱水，会造成心血管系统、呼吸系统、体温调节系统、代谢系统受损，完全失水数日后，人就会死亡。

水在人体内最大的作用就是为血液成分的运输提供介质，溶解营养成分并使之从血液进入细胞，将代谢产物从细胞内转移到血液进行再分配或经肾脏随尿液排出。

呼吸道黏膜因为缺水而变得干燥，具有清洁功能的黏液分泌就会减少，呼吸系统抵抗力也会下降，更容易出现嘴唇干裂、鼻孔出血、喉咙燥痒。细菌、病毒等病原体没有黏液阻拦而长驱直入，就会造成上呼吸道感染、咳嗽、肺炎、感冒等疾病。

常口渴可能是血糖过高的信号

《黄帝内经》中有"消渴"的记载，中医认为糖尿病属于"消渴"病范畴，"消"有日渐消瘦之意，"渴"为口渴急饮、饮不解渴，故"消渴"为临床上以口渴多饮、易饥多食、小便频多及形体消瘦为主要特征的病症。

在2型糖尿病患者体内，由于胰岛素抵抗造成糖分（葡萄糖）无法进入细胞，糖分滞留在血液内大量积聚引发高血糖。当血糖水平升高，超出正常范围（糖阈值）时，肾脏就会尝试通过尿液排出多余的葡萄糖，造成多尿，人也容易感到口渴。

身体缺水后，还会试图从其他来源提取水分，如唾液、眼泪和储存在细胞内的水。如此恶性循环，最终会导致肾脏及其他脏器的损伤。

水是预防慢性肾病的法宝

流行病调查显示，我国成年人慢性肾病的患病率达 10.8%，也就是每 10 个中国人中就有 1 个患肾病，并且发病呈现年轻化趋势，10~30 岁尿毒症患者占到了尿毒症患者总量的 40%。渴了再喝水、常年把饮料当水喝、长期喝浓茶等不良饮水习惯是肾病的第一成因。

轻度脱水时，人会感到疲倦，血液无法向肾脏输送营养物质和废物，肾脏堵塞；极端脱水会造成肾衰竭，危及生命。有新闻报道，杭州 45 岁张大姐（化名）爬山登高时没有及时补充水分，下山后头晕、乏力，在家躺了一天都没缓过来，上医院一查，是急性肾损伤。

肾盂肾炎、血管球性肾炎、肾积水等慢性肾脏疾病都会引起口渴，预防肾病的第一饮食原则就是喝到足够的水。充足的水分是预防慢性肾病的有利法宝。

怎样有效地喝水？

世界卫生组织调查表明，全世界 80% 的疾病和 50% 的儿童死亡都与饮用水水质不佳有关。喝足够的水，能够很好地滋润肺部，使呼吸道黏膜的纤毛运动活跃，抵御病菌侵入人体，大大提高身体的免疫力。会喝水的人还可以减重。

怎样有效地喝水呢？

- 养成定时喝水的习惯，不要等到口渴了再喝水
- 每天喝水 1 500~1 800 毫升（白开水、淡茶水、柠檬水、薄荷茶、淡香料茶均可），使尿液呈现淡淡的黄色
- 不要用饮料代替水的摄入
- 非正餐时间如果感到饿了，先喝几口水，感受身体的反馈，很可能这是身体需要水所以向你发出信号
- 多吃绿色、红色、橙色、黄色等颜色鲜艳的蔬菜
- 定期裸露皮肤，接受阳光的拥抱

去除水中的有机污染物

全氟和多氟烷基化合物（PFAS）是一类存在于环境和生物体中的持久性有机污染物。PFAS具有防水特性和极强的化学稳定性，被广泛应用于工业生产和生活消费领域，包括不粘炊具、防水和透气纺织品，以及纸张、食品包装材料和地毯的保护涂料等。PFAS是环境毒素，能持久存在于环境中，并且具有生物累积性、生物放大作用和高毒性，可以通过饮食、饮水、灰尘、室内环境（粉尘和空气）接触暴露等多种途径进入人体，已经在血液、精液、母乳和脐带血等人体生物标本中被广泛检测到。全氟辛烷磺酸和全氟辛酸是生产最为广泛、使用最多的两种PFAS，

随着它们在欧美等发达国家停产，其生产逐渐向亚洲国家转移，目前的研究显示亚洲地区发展中国家居民血中全氟辛酸的暴露水平远高于发达国家水平。PFAS具有肝脏毒性、免疫毒性、神经毒性、生殖毒性和内分泌毒性等，其中免疫系统改变可能是PFAS暴露最敏感的健康效应之一。与此同时，一些氟化替代品的生产和使用逐渐增加，包括短链PFAS、氟化醚等，而这些新型替代品可能对人体有更大的毒性作用。

越来越多的流行病学研究表明，PFAS暴露可增加2型糖尿病的风险。PFAS可能通过炎症反应和内分泌干扰引起代谢紊乱和胰岛素抵抗，还可以通过对肝脏和胰腺的代谢酶、氧化功能产生影响来干扰脂质代谢。部分PFAS具有与脂肪酸相似的结构，所以可竞争性地结合细胞表面受体，激活钙离子通道，进一步引发胰岛素的释放。如果孕期妇女暴露在PFAS中，引起血糖稳态失调和2型糖尿病的风险更大。

最终，PFAS被排入河流环境，是一种潜在的饮用水污染物，世界各国的科学家及环境部门已经开始将其作为重点研究的污染物。美国国家环境保护局将PFAS列入2016年年底颁布的第四批污染物候选名单，这意味着该污染物已经被重点研究，并且有可能会被列入新的法规和标准中。针对两种最常见的全氟化合物——全氟辛烷磺酸和全氟辛酸，美国国家环境保护局颁布了总浓度上限为70微克/升的饮用水健康建议标准；加拿大卫生部也颁布了相关饮用水指南，其中全氟辛酸的最高容许浓度为0.2微克/升，全氟辛烷磺酸的最高容许浓度为 0.6 微克/升。相信不久以后，这两种物质的最高容许浓度会被纳入越来越多的饮用水相关法规和标准。

净水装置可以较好地去除饮用水中的PFAS，它的工艺方法多样，包括活性炭吸附、离子交换及高压膜处理，以及最新的磁性氟化聚合物吸附剂的解决方案。不同工艺原理的净水装置价格相差比较大，你可以根据经济实力和实际需要进行选择。

附　录

1. 糖尿病风险评分表

糖尿病风险评分表适合 20~74 岁的人群，评分值范围为 0~51 分，总分≥25 分者属于高风险人群，需要进行口服葡萄糖耐量试验（OGTT）筛查。

	内容	评分
	20~24	0
	25~34	4
	35~39	8
	40~44	11
年龄（岁）	45~49	12
	50~54	13
	55~59	15
	60~64	16
	65~74	18
	<22	0
BMI（kg/m^2）	22~23.9	1
	24~29.9	3
	≥30	5

	内容	评分
糖尿病家族史	无	0
	有	6
腰围（厘米）	<75（男）或<70（女）	0
	75~79.9（男）或 70~74.9（女）	3
	80~84.9（男）或 75~79.9（女）	5
	85~89.9（男）或 80~84.9（女）	7
	90~94.9（男）或 85~89.9（女）	8
	≥95（男）或≥90（女）	10
收缩压（mmHg）	<110	0
	110~119	1
	120~129	3
	130~139	6
	140~149	7
	150~159	8
	≥160	10
性别	女性	0
	男性	2
总分		

2. 自查：糖尿病高危人群特征

下面这些特征属于糖尿病高危人群的特征，满足任意一个即属于糖尿病高危人群，建议每年查 1 次血糖：

（1）有糖尿病前期史；

（2）年龄≥40 岁；

（3）BMI≥24 kg/m²，向心性肥胖（男性腰围≥90 厘米，女性腰围≥85 厘米），二者中有一项符合即算满足；

（4）一级亲属有糖尿病史；

（5）缺乏体力活动者；

（6）有巨大儿分娩史或有妊娠糖尿病病史的女性；

（7）有多囊卵巢综合征病史的女性；

（8）有黑棘皮病者；

（9）有高血压史或正在接受降压治疗者；

（10）高密度脂蛋白胆固醇水平<0.90 mmol/L 和（或）甘油三酯水平>2.22 mmol/L，或正在接受调脂药治疗者；

（11）有动脉粥样硬化性心血管疾病史；

（12）有类固醇类药物使用史；

（13）长期接受抗精神病药物或抗抑郁症药物治疗；

（14）附录 1 中的糖尿病风险评分表总分≥25 分。

3. 自查：胰岛素抵抗体征

如果下列问题中有一个回答是肯定的，你就有患胰岛素抵抗的可能。

如果任意两个（或以上）问题的回答是肯定的，那么你肯定患有胰岛素抵抗。

- 腹部是否有摆脱不掉的赘肉？
- 是否患有高血压？
- 是否有心脏病家族史？
- 甘油三酯水平是否偏高？
- 身体是否容易出现水肿？
- 颈部、腋窝和其他身体部位是否有深色的皮肤斑块或皮赘？
- 家庭成员中是否有人存在胰岛素抵抗或患有 2 型糖尿病？
- 是否患有多囊卵巢综合征（该项只针对女性）或勃起功能障碍（该项只针对男性）？
- 近期是否容易疲乏？
- 近期是否食欲大增？
- 近期是否容易饿，甚至刚吃完就饿？
- 近期是否特别爱吃甜食？
- 近期是否腹围变粗？
- 近期是否特别容易生痤疮？
- 男性腰围是否≥90 厘米，女性腰围是否≥80 厘米？
- 血清尿酸值是否偏高？男性>374 μmol/L（微摩尔每升，374 这个值相当于正常值上限 416 的 90%）或女性更年期前>321 μmol/L（321 这个值相当于正常值上限 357 的 90%）。

4. 常见食物的血糖指数和胰岛素指数一览

附表 1　常见食物的血糖指数（GI）和胰岛素指数（II）

富含碳水化合物的食物	GI值	II值
原味全麦谷物	30	23
谷物面包	36~60	41~56
牛肉千层面	38	34
全麦麸	40	32
意大利面（棕色）	42~68	29~40
麦片	43~56	34~46
100%天然燕麦、蜂蜜、葡萄干	44	41
意大利面（白色、螺旋形）	46	29
玉米饼	49	36
脆燕麦麸	55	48
糖霜薄片	55	72
麦片粥	57	29
蜜糖	60	67
比萨	60	47
全麦麸麦片	60	55
稀饭	60	40
葡萄干麦麸片	61	69
蜂蜜燕麦串	63	61
谷物燕麦圈	69	69
蜂蜜味麦片	71	49
炸薯条	71	74
糙米	72~104	45~62
白米	72~110	58~79

富含碳水化合物的食物	GI值	II值
宝氏谷物片	74	57
脆谷乐	74	63
全麦面包	74~97	70~96
脆多谷物麦片	75	110
小麦	75	78
原味麦片碎	75	91
玉米片	76~81	55~82
大米泡泡果（膨化食品）	88	94
白面包	100	100

富含蛋白质的食物	GI值	II值
93%无脂切达奶酪	0	20
bologna（混合肉肠）	0	11
白鱼	0	43
橄榄油炸鸡肉	0	19
荷包蛋	0	23
奶油奶酪	0	18
牛排	0	37
切达干酪	0	33
去皮大虾（蒸熟）	0	21
去皮烤鸡	0	17
水浸金枪鱼罐头	0	26
油浸金枪鱼罐头	0	16
培根	1	9

富含蛋白质的食物	GI值	II值
低脂干酪	10	40~52
低脂奶酪	10	42
番茄酱扁豆	11	42
花生（盐渍、烤制）	14	15
花生酱	14	11
豆腐	15	21
番茄酱烘豆	17	88
牛肉	21	51
法兰克福热狗	28	16
鱼	28	59
牛奶（1%脱脂）	29	34
牛奶（脱脂）	29	60
罐装白腰豆	31	23
牛奶（全脂）	31	24
酸奶（草莓、低脂）	31	84
炸鱼片	38	54
墨西哥煎玉米粉卷	39	24
蛋	42	31
低脂香草冰激凌	43	69
香草冰激凌	50	65
酸奶（桃、杧果味）	51	64
奶酪	55	45
扁豆	62	58
烤豆	114	120

水果、蔬菜及其制品	GI值	II值
鳄梨	0	4
番茄意大利面酱	31	41
苹果	36~50	43~59
柑橘	39	60
凉拌甘蓝	39	20
苹果汁	39	47
罐装桃汁	40	54
橙子	42	44
胡萝卜汁	43	41
冷冻玉米	47	39
黑葡萄	50	60
覆盆子果酱	51	62
香蕉	52~79	59~81
浓缩橙汁	53	55
桃子糖水罐头	58	65
蜜瓜	62	93
无核葡萄干	64	31
葡萄	74	82

休闲食品	GI值	II值
花生	12	20
巧克力棒（士力架）	42	37
玉米片	42	45
好时牛奶巧克力	43	34
薯片	52~60	45~61
果子露	59	76

休闲食品	GI 值	II 值
薯片（40%减脂）	60	51
爆米花	62~66	39~54
巧克力糖	62	89
酸奶	62	115
冰激凌	70	89
炸薯片（麦当劳）	70	57
炸薯条	70	54
果冻熊	78	117
巧克力棒（玛氏）	79	122
97%无脂胡椒脆饼	84	74
软糖	118	160

烘焙食品	GI 值	II 值
苹果派	38	60
包子	40	42
肉桂面包	41	47
巧克力糖霜黄蛋糕	42	53
巧克力曲奇	50~62	33~67
肉桂甜甜圈	50	49
脱脂葡萄燕麦饼干	54	54
饼干	55~118	45~92
蓝莓糖粉松饼	55	69
蛋糕	56	82
蜂蜜葡萄干麸皮松饼	56	37
甜甜圈	63	74

烘焙食品	GI值	II值
班戟	67	58
羊角面包	67	58
原味薄饼和华夫饼	67	110
脱脂蓝莓松饼	71	69
牛角包	74	79
带糖霜的巧克力布朗尼	76	54
水饼饼干	78	64

富含脂肪的食物	GI值	II值
核桃	0	5
黄油	0	2
橄榄油	0	3

饮料	GI值	II值
果酒	67	76
冰茶	59	69
可口可乐	53	44
啤酒	66	20
杜松子酒（40%酒精）	0	1
白葡萄酒	0	3

参考文献

第 1 章

1. L.Kathleen Mahan, Sylvia Escott-Stump, Janine L.Raymond. Krause营养诊疗学[M]. 杜寿玢, 陈伟, 主译.北京：人民卫生出版社,2017:30–51,610–621.

2. Ehard E. Aiegler, L.J.Filer JR. 现代营养学（第七版）[M].闻芝梅，陈君石，主译.北京：人民卫生出版社,1998: 33–43.

3. Li Yongze,Teng Di,Shi Xiaoguang et al. Prevalence of Diabetes Recorded in Mainland China Using 2018 Diagnostic Criteria from the American Diabetes Association: National Cross-sectional Study.[J] .*BMJ*, 2020, 369: m997.

4. 宁光, 毕宇芳. 中国成人糖尿病流行与控制现状[C]. 营养与糖尿病并发症——达能营养中心第十六届学术会议论文集. 2013.

5. Key T. J., Fraser G. E., Thorogood M., Appleby P. N. et al. Mortality in vegetarians and non - vegetarians: a collaborative analysis of 8300 deaths among 76,000 men and women in five prospective studies[J]. *Public Health Nutr.*,1998, 1: 33–41.

6. Wang X., Ouyang Y., Liu J., Zhu M. et al. Fruit and vegetable consumption and mortality from all causes, cardiovascular disease, and cancer: systematic review and dose - response meta - analysis of prospective cohort studies[J]. *BMJ* ,2014, 349: g4490.

7. Bazzano L. A., He J., Ogden L. G., Loria C. M. et al. Fruit and Vegetable intake and Risk of Cardiovascular Disease in US Adults: the First National Health and Nutrition Examination Survey Epidemiologic Follow - up Study[J]. *Am. J. Clin. Nutr,* 2002, 76: 93–99.

8. Ness A. R., Powles J. W. Fruit and Vegetables, and Cardiovascular Disease: a Review[J]. *Int.Epidemiol,*1997, 26: 1–13.

9. Ashworth A., Bescos R. Dietary Nitrate and Blood Pressure: Evolution of a New Nutrient[J]. *Nutrition Research Reviews*, 2017:1–12.

10. Maughan, R.J., Burke, L.M., Dvorak, J. et al. IOC Consensus Statement: Dietary Supplements and the High-performance Athlete. *Br. J. Sports Med,* 2018, 52: 439–455.

11. Sobko T, Marcus C, Govoni M, Kamiya S. Dietary Nitrate in Japanese Traditional Foods Lowers Diastolic Blood Pressure in Healthy Volunteers[J]. *Nitric Oxide,* 22(2):136–140.

12. Appel LJ, Moore TJ, Obarzanek E et al. A clinical Trial of the Effectsof Dietary Patterns on Blood Pressure. DASH Collaborative Research Group[J]. *N Engl J Med*, 1997, 336:1117–1124.

13. Liese AD, Nichols M, Sun XZ et al. Adherence to the DASH diet is inversely associated with incidence of type 2 diabetes: The insulin resistance atherosclerosis study[J]. *Diabetes Care*, 2019, 32:1434–1436.

14. Ahluwalia A, Gladwin M, Coleman GD et al. (2016) .Dietary Nitrate and the Epidemiology of Cardiovascular disease: Report from a National Heart, Lung, and Blood Institute Workshop[J]. *J Am Heart Assoc*, 2016, 5:e003402.

15. Ghasemi A, Jeddi S. Anti-obesity and Anti-diabetic Effects of Nitrate and Nitrite[J]. *Nitric Oxide*, 2017, 70:9–24.

16. Lundberg J. O., Weitzberg E., Gladwin M. T. The Nitrate - nitrite - nitric Oxide Pathway in Physiology and Therapeutics[J]. *Nat Rev Drug Discov,*2008, 7: 156–167.

17. Bartholomew B., Hill M. J. The Pharmacology of Dietary Nitrate and the Origin of Urinary Nitrate[J]. *Food Chem Toxicol,* 1984, 22(10): 789–795.

18. Lundberg J. O., Govoni M. Inorganic Nitrate is a Possible Source for Systemic Generation of Nitric Oxide[J]. *Free Radic Biol Med,* 2004, 37: 395–400.

19. Spiegelhalder B., Eisenbrand G., Preussmann R. Influence of Dietary Nitrate on Nitrite Content of Human Saliva: Possible Relevance to in Vivo Formation of N - nitroso Compounds[J]. *Food Cosmet Toxicol,*1976, 14(6): 545–548.

20. Duncan C., Dougall H., Johnston P. et al.Chemical Generation of Nitric Oxide

in the Mouth from the Enterosalivary Circulation of Dietary Nitrate[J]. *Nat Med,*1995, 1(6): 546–551.

21. Lundberg J. O., Weitzberg E., Lundberg J. M. etal. Intragastric Nitric Oxide Production in Humans: Measurements in Expelled Air[J]. *Gut* ,1994, 35: 1543–1546.

22. Benjamin N., O'Driscoll F., Dougall H. et al. Stomach NO Synthesis[J]. *Nature* ,1994, 368(6471): 502.

23. Gilchrist M, Winyard PG, Aizawa K et al. Effect of Dietary Nitrate on Blood Pressure, Endothelial Function, and Insulin Sensitivity in type 2 Diabetes[J]. *Free Radic Biol Med.,*2013,60:89–97.

24. Mcnally B , Griffin J L , Roberts L D. Dietary Inorganic Nitrate: From Villain to Hero in Metabolic Disease?[J]. *Molecular Nutrition & Food Research*, 2016, 60(1):67–78.

25. Hord N. G., Tang Y., Bryan N. S. Food Sources of Nitrates and Nitrites: the Physiologic Context for Potential Health Benefits[J]. *Am J Clin Nutr.,*2009, 90: 1–10.

26. et al. EFSA Panel on Food Additives and Nutrient Sources added to Food (ANS) Mortensen A., Aguilar F. Et al. Re-evaluation of Potassium Nitrite (E 249) and Sodiumnitrite (E 250) as Food Additives[J]. EFSA J. 2017, 15: e04786.

27. EFSA Panel on Food Additives and NutrientSources added to Food (ANS), Mortensen A, Aguilar F etal. Evaluation of Sodium Nitrate(E 251) and Potassium nitrate (E 252) as Food Additives[J]. 15: e04787.

28. Sindelar JJ, Milkowski AL. Humansafety Controversies Surrounding Nitrateand Nitrite in the Diet[J]. Nitric Oxide, 2012, 26: 259–266.

29. Loh YH, Jakszyn P, Luben RN et al. N-nitroso Compounds and Cancer Incidence: the European Prospective Investigation into Cancer and Nutrition (EPIC)–Norfolk Study1, 2, 3[J]. *Am J Clinl Nut*, 2011, 93: 1053–1061.

30. International Agency For Research On Cancer, World Health Organization. *Ingested Nitrate and Nitrite, and Cyanobacterial Peptide Toxins*[M]. Lyon(FR):IARC 2010(IARC Monographs on the Evaluation of Carcinogenic Risks to Humans, Volume 94).

31. Peri L., Pietraforte D., Scorza G. et al.Apples Increase Nitric Oxide Production

by Human Saliva at the Acidic pH of the Stomach: a New Biological Function for Polyphenols with a Catechol Group?[J] *Free Radic Biol Med*,2005, 39(5): 668–681.

第 2 章

1. Roohbakhsh A, Karimi G, Iranshahi M. Carotenoids in the Treatment of Diabetes Mellitus and its Complications: A Mechanistic Review[J]. *Biomedicine & Pharmacotherapy*, 2017, 91:31–42.

2. Khachik F., Spangler C.J., Smith J.C. Jr.et al. Identification, Quantification, and Relative Concentrations of Carotenoids and Their Metabolites in Human Milk and Serum. *Anal. Chem,*1997, 69: 1873–1881.

3. Tapiero, H.,Townsend, D.M., Tew, K.D. The Role of Carotenoids in the Prevention of Human Pathologies[J]. *Biomed Pharmacother.,*2004, 58: 100–110.

4. Kiokas, S., Gordon, M.H. Antioxidant Properties of Carotenoids in Vitro and in Vivo[J]. *Food Rev Int*, 2004,20: 99–121.

5. Grune T.,Lietz G., Palou A. et al. Carotene is an Important Vitamin A Aource for Humans. *J Nutr*,2010, 140: 2268S–2285S.

6. Rodriguez-Amaya, D.B. Natural Food Pigments and Colorants[J]. *Cur Opin Food Sci,*2015, 7: 20–26.

7. Palmero P., Lemmens L.,Hendrickx M. et al. Role of Carotenoid Type on the Ect of Thermal Processing on Bioaccessibility[J]. *Food Chem,* 2014, 157: 275–282.

8. Namitha K.K., Negi P.S. Chemistry and Biotechnology of Carotenoids[J]. *Food Sci Nutr,* 2010, 50: 728–760.

9. Kotake-Nara E., Nagao A. Absorption and Metabolism of Xanthophylls[J]. *Mar Drugs ,*2011, 9: 1024–1037.

10. Perera C.R., Yen G.M. Functional Properties of Carotenoids in Human Health[J]. *Int J Food Prop,*2007, 10: 201–230.

11. Paiva S.A.R., Russell R.M. Carotene and Other Carotenoids as Antioxidants[J]. *JAm Coll Nutr,*1999, 18: 426–433.

12. Knockart G., Lemmens L, Buggenhout S.V. et al. Changes in Carotene Bioaccessibility and Concentration During Processing of Carrot Puree[J]. *Food Chem*, 2012, 133: 60–67.

13. Coronel J，Pinos I，Amengual J．*β*-carotene in Obesity Research: Technical Considerations and Current Status of the Field[J]. *Nutrients*, 2019, 11(4): 842.

14. Briggs A.M.,Woolf A.D., Dreinhofer K. et al. Reducing the Global Burden of Musculoskeletal Conditions[J]. *Bull World Health Organ,*2018, 96: 366–368.

15. 韩宇，谢国勇，李冉，等．西红花苷药理活性的研究进展[J]. 现代药物与临床，2017, 032(009):1806–1814.

16. 邢小燕，杨文英．食物中脂肪酸与胰岛素抵抗[J]. 国外医学:内分泌学分册，1999.

17. Mounien L., Tourniaire F., Landrier J.F. Anti-obesity Effect of Carotenoid: Direct Impact on Adipose Tissue and Adipose Tissue-driven Indirect Effects[J]. *Nutrients*, 2019, 11: 1562.

18. Sluijs I., Beulens J.W., Grobbee D.E. et al. Dietary Carotenoid intake is associated with lower prevalence of metabolic syndrome in middle-aged and elderly men[J]. *J Nutr,* 2009, 139: 987–992.

19. Erfani M.R.,Bazrafshan M.R., Entezami N.et al. Correlation between Diet Quality and Metabolic Syndrome[J]. *J Nutr. Food Secur,* 2017, 2: 213–220.

20. Bonet M.L., Canas J.A., Ribot J. et al. Carotenoids and Their Conversion Products in the Control of Adipocyte Function, Adiposity and Obesity[J]. *Arch Biochem Biophys,*2015, 572: 112–125.

21. Bacchetti T., Tullii D., Masciangelo S. et al. Correlation between Plasma Levels of Carotenoid and Oxidized Low-density Lipoproteins: A Short Human Intervention Study[J]. *Integr Food Nutr Metab,*2016, 3: 283–288.

第 3 章

1. 潘榕,秦景新,廖传新.一起维生素B$_1$缺乏症的暴发流行调查[J]. 广西医学，2011,33(10):1370–1371.

2. 庞家武,张翠珍. 成人维生素B$_1$缺乏症7例的诊治体会[J]. 广西医学,2007,29(3):419–420.

3. 谢柯. 成人维生素B$_1$缺乏症的诊治体会[J]. 检验医学与临床,2012,9(16):2076–2077.

4. Nagano Taiki,Awai Yuto,Kuwaba Shione et al. Riboflavin Transporter SLC52A1, a Target of p53, Suppresses Cellular Senescence by Activating Mitochondrial

Complex II[J] *.Mol Biol Cell*, 2021, 32: br10.

5. 张聪,姜晓明,冯宪敏,等. 食源性"上火"证发病机理[J]. 吉林医药学院学报,2020,41(1):51–53.

6. Zeb Shah Talmeez,Ali Abdul Basit,Ahmad Jafri Saghir et al. Effect of Nicotinic Acid (Niacin) on the Lipid Profile of Diabetic and Non-diabetic rats.[J] *.Pak J Med Sci*, 2013, 29: 1259–1264.

7. Camargo FBJr, Gaspar LR, Maia Campas PM. Skin Moisturizing Effects of Panthenol-based Formulations[J]. *J Cosmet Sci.*, 2011, 62: 361–369.

8. Zhou Huiqiao,Zhang Hanlin,Ye Rongcai et al. Pantothenate Protects Against Obesity Via Brown Adipose Tissue Activation.[J] *Am J Physiol Endocrinol Metab*, 2022, 323: E69–E79.

9. Xu Jingshu,Patassini Stefano,Begley Paul et al. Cerebral Deficiency of Vitamin B_5(d-pantothenic acid; pantothenate) as a Potentially-reversible Cause of Neurodegeneration and Dementia in Sporadic Alzheimer's disease[J] *.Biochem Biophys Res Commun*, 2020, 527: 676–681.

10. 王永艳. 维生素 B_6 的临床应用[J]. 中国误诊学杂志,2008,8(16):4011–4012.

11. 贺楚良. 治疗白细胞减少症的叶酸(叶酸)[J]. 长寿,2019(6):7–11.

12. 王天晶. 维生素 B_{12} 缺乏与不良妊娠结局[J]. 国际妇产科学杂志, 2022, 49(4):420–425.

13. 中华医学会糖尿病学分会. 中国 2 型糖尿病防治指南(2020 年版)[J]. 中华糖尿病杂志, 2021, 13(4):315–409.

14. 李洁,侯婧悦,孟杨,等. 血清维生素 B_{12} 水平和预后营养指数与原发性肝癌术后患者营养状况的关系[J]. 国际检验医学杂志,2022,43(13):1598–1601.

15. 杜春燕,赵约翰,徐广军. 维生素 B_{12} 对抑郁症的辅助治疗[J]. 中国健康心理学杂志,2014(7):996–997.

第 4 章

1. 欧阳宇,赵扩权,冯莹娜,等. 美拉德反应产物的生物学活性和潜在健康风险[J]. 食品科学,2021,42(17):350–362.

2. 孙建然,祝捷,赵兵,等. 2 型糖尿病患者晚期糖基化终末代谢产物与骨代谢的相关性[J]. 中国骨质疏松杂志,2021,27(5):635–640.

3. 王姗姗,孟玲玲,李玉珠,等. 糖基化终末产物对 2 型糖尿病患者睡眠障碍与心血管疾病关系的影响[J]. 天津医药,2016,44(8):943–946,947.

4. Su G, Mi S, Tao H, et al. Association of glycemic variability and the presence and severity of coronary artery disease in patients with type 2 diabetes[J]. *Cardiovasc Diabetol,* 2011,25;10:19.

5. 池建昌, 高从军. 血糖波动与糖尿病慢性并发症[J].中国实用医药, 2017,12(4):192–194.

6. 王亚伟,王悦芬,赵文景,等. 从高级糖基化终产物角度探讨中医药干预糖尿病肾病的研究进展[J]. 河北中医,2019,41(10):1579–1585.

7. Umanath K, Lewis JB. Update on Diabetic Nephropathy: Core Curriculum 2018. *Am J Kidney Dis.* 2018;71(6):884–895.

8. Schrier RW, Estacio RO, Mehler PS et al. Appropriate Blood Pressure Control in Hypertensive and Normotensive Type 2 Diabetes Mellitus: a Summary of the ABCD Trial. *Nature clinical practice Nephrology,* 2007;3(8):428–438.

9. Nie C, Li Y, Qian H, Ying H, Wang L. Advanced glycation end products in food and their effects on intestinal tract. *Crit Rev Food Sci Nutr.* 2022;62(11):3103–3115.

10. 朱凤,刘春晓,何建安. 深圳市常见食品中晚期糖基化终末产物含量分析[J]. 实用预防医学,2019,26(3):297–300.

11. 程清海. 美拉德反应在家庭健康烹饪中的运用[J]. 现代食品,2021,29(17):4–7.

第5章

1. Holt SH, Miller JC, Petocz P. An Insulin Index of Foods: the Insulin Demand Generated by 1000-kJ Portions of Common Foods[J]. *Am J Clin Nutr,*1997, 66(5):1264–1276.

2. Bao J, Atkinson F, Petocz P, et al. Prediction of postprandial glycemia and insulinemia in lean, young, healthy adults: glycemic load compared with carbohydrate content alone[J]. *Am J Clin Nutr,* 2011,93(5): 984–996.

3. Inconsistency between Glycemic and Insulinemic Responses to Regular and Fermented Milk Products[J].*The Am J Clin Nutr,* 2001, 74(1), 96–100.

4. Hoyt G, Hickey MS, Cordain L. Dissociation of the Glycaemic and Insulinaemicresponses to Whole and Skimmed Milk[J]. *Br J Nutr,*2005,93(2):175–177.

5. Gannon MC, Nuttall FQ, Krezowski PA,et al. The Seruminsulin and Plasma

Glucose Responses to Milk and Fruit Products in Type 2(non-insulin-dependent) diabetic patients[J]. *Diabetologia,*1986 ,29(11):784–791.

6. Liljeberg Elmståhl H, Björck I. Milk as a Supplement to Mixed Meals May Elevate Postprandial Insulinaemia[J]. *Eur J Clin Nutr,* 2001,55(11):994–999.

7. Hoppe C, Mølgaard C, Vaag A, et al. High Intakes of Milk, but not Meat, Increase S-insulin and Insulin Resistance in Eight-year-old Boys[J]. *Eur J Clin Nutr,*2005,59(3):393–398.

8. Hoppe C, Mølgaard C, Juul A, et al. High Intakes of Skimmed Milk, but not Meat, Increase Serum IGF-I and IGFBP-3 in Eight-year-old Boys. *Eur J Clin Nutr,*2004,58(9):1211–1216.

9. 刘娟, 郝丹丹, 安阳, 等. 不同配方米饭血糖生成指数和血糖负荷的测评[J]. 临床医药实践, 2015, 24(6): 403–406.

10. Liu J, Has D D, Any, et al. Measurement and Evaluation of Glycemic index and Glycemic Load of Different Rice Samples[J].*Proceeding of Clinical Medicine*, 2015, 24(6): 403–406.

11. Jenkins D J, Wolever T M, Taylor R H, et al. Glycemic index of Foods: a Physiological Basis for Carbohydrate Exchange[J].*American Journal of Clinical Nutrition,* 1981, 34: 362–366.

12. Carbohydrates in human nutrition. Report of a joint FAO/WHO expert consultation[J]. *FAO Food and Mutrition Paper*, 1998, 66:1–140.

13. 范光森, 许岱, 富志磊, 等. 血糖生成指数研究进展[J]. 中国食品添加剂, 2016, (10): 56–68.

14. Salari M A, Keshteli A H, Haghighatdoost F, et al.Dietary Glycemic index and Glycemic Load in Relation to General Obesity and Central Adiposity Among Adults[J]. *Clinical Nutrition*, 2019, (8): 2936–2942.

15. Castro Q I, Sanchez V A, Estruch R, et al. A High Dietary Glycemic index Increases Total Mortality in a Mediterranean Population at High Cardiovascular Risk[J]. *Plos One*, 2014,9(9):1–10.

16. Mirrahimi A, DE S R J, Chiavaroli L, et al. Associations of Glycemic index and Load with Coronary Heart Disease Events: A Systematic Review and Meta-analysis of Prospective Cohorts[J]. *Journal of the American Heart Association,* 2012, 1(5): 1–13.

17. Sieri S, Krigh V, Agnoli C, et al. Dietary Glycemic index and Glycemic Load and Risk of Colorectal Cancer: Results from the EPIC-Italy Study[J]. *International Journal of Cancer*, 2015, 136(12): 2923–2931.

18. SilvaE Y K D, Carioca A A F, Verde S M M L, et al. Effect of Chemotherapy on Dietary Glycemic index and Load in Patients with Breast Cancer and Their Relationships to Body Fat and Phase Angle[J]. *Nutrition and Cancer*, 2015, 67(4): 587–593.

19. Hu J, La V C, Augustin L S, et al. Glycemic Index, Glycemic Load and Cancer Risk[J]. *Annals of Oncology*, 2013, 24(1): 245–251.

20. Xu W H, Xiang Y B, Zhang X L, et al. Association of Dietary Glycemic index and Glycemic Load with Endometrial Cancer Risk Among Chinese Women[J]. *Nutrition and Cancer An International Journal*, 2015, 67(1): 89c97.

第 6 章

1. Max Roser, Cameron Appel and Hannah Ritchie. Human Height[EB/OL]. 2019-5-1[2023-1-29]. https://ourworldindata.org/human-height.

2. L.Kathleen Mahan,Sylvia Escott-Stump,Janine L.Raymond.Krause营养诊疗学[M]. 杜寿玢,陈伟，主译.北京：人民卫生出版社,2017:30–51,610–621.

3. Ekhard E. Aiegler, L.J.Filer JR. 现代营养学（第七版）[M].闻芝梅、陈君石，主译. 北京：人民卫生出版社,1998:33–43.

4. Lichtenthäler R, Marx F, Kind O. Determination of Antioxidative Capacities Using an Enhanced Total Oxidant Scavenging Capacity (TOSC) Assay [J]. *European Food Research and Technology*, 2003, 216(2): 166–173.

5. 郑荣梁. 自由基医学与农学基础[M]. 北京：高等教育出版社, 2001.

6. Halliwell B, Gutteridge J M C. Free Radicals in Biology and Medicine [M]. *Oxford University Press*, USA, 2015:57–325.

7. Winston G. W. , Regoli F. , Dugas A. J., et al. A Rapid Gas Chromatographic Assay for Determining Oxyradical Scavenging Capacity of Antioxidants and Biological Fluids[J]. *Free Radical Biology and Medicine*, 1998, 24(3):480–493.

8. Petersen KF, Dufour S, Savage DB,et al. The role of skeletal muscle insulin resistance in the pathogenesis of the metabolic syndrome[J]. *Proc Natl Acad Sci* U.S.A.2007,104(31):12587–12594.

9. Dongfeng, W.W. Components and Activity of Polysaccharides from Coarse Tea [J]. *Journal of agricultural and food chemistry*, 2001, 49(1): 507–510.

10. Wang, Y.L. , Zhao, Y. , Andrae-Marobela, K. et al. Tea Polysaccharides as Food Antioxidants: An Old Woman's Tale?[J]. *Food Chemistry*, 2013, 138(2): 1923–1927.

第 7 章

1. Shukla AP, Andono J, Touhamy SH,et al. Carbohydrate-last Meal Pattern Lowers Postprandial Glucose and Insulin Excursions in Type 2 Diabetes[J]. *BMJ Open Diabetes Res Care*, 2017 Sep 14;5(1):e000440.

2. Shukla AP, Dickison M, Coughlin N,et al. The impact of food order on postprandial glycaemic excursions in prediabetes[J]. *Diabetes Obes Metab*. 2019 Feb;21(2):377–381.

3. AlpanaP. Shukla, Radu G. Iliescu, Catherine E. Thoma , et al. Food Order Has a Significant Impact on Postprandial Glucose and Insulin Levels[J]. *Diabetes Care*,2015;38(7):e98–e99.

4. 今井佐惠子,野菜から食べる「食べる順番」の効果[M].东京：农畜产业振兴机构调查情报部，2013.

5. Nishino K, Sakurai M, Takeshita Y, et al. Consuming Carbohydrates after Meat or Vegetables Lowers Postprandial Excursions of Glucose and Insulin in Nondiabetic Subjects.[J]. *J Nutr Sci Vitaminol*, 2018，64(5):316–320.

6. 杨月欣,主编.食物血糖生成指数.北京:北京大学医学出版社，2004.

7. 王建林，李海燕，谢朝晖等，编著. 当代食品科学与技术概论.兰州：兰州大学出版社，2005：23–24.

8. 李华金，编. 你不知道的生物化学.成都：成都地图出版社，2013：39–41.

9. 海明.人体能量供给者——碳水化合物[J]. 健康必读:健康新语,2010(1):57.

10. 夏坤，丁菲. 糕点中碳水化合物含量计算方法探讨[J]. 安徽农学通报，2016,022(021):85–86.

第 8 章

1. J.Thomas BRENNA. Omega-6 支撑身体,Omega-3 支撑大脑:均衡摄入对儿童大脑发育的影响[J]. 粮油食品科技，2022, 30(3):9.

2. Ralph T Holman.The Slow Discovery of the Importance of ω3 Essential Fatty Acids in Human Health[J]. *The Journal of Nutrition*, 1998,128(2),427S–433S.

3. 中华医学会糖尿病学分会. 中国 2 型糖尿病防治指南 (2013 年版)[J]. 中华内分泌代谢杂志, 2014, 30(008):893–942.

4. Zhang, Y., Zhuang, P., Wu, F. et al. Cooking oil/fat consumption and deaths from cardiometabolic diseases and other causes: prospective analysis of 521,120 individuals[J]. *BMC Med* ,2021,19: 92 .

5. Shilpa J, Mohan V. Ketogenic diets: Boon or bane? *Indian J Med Res*. 2018,148(3):251–253.

6. Rosby L, et al. Ketogenic Diets and Chronic Disease: Weighing the Benefits Against the Risks[J]. *Front Nutr.,*2021; 8: 702802.

7. Todoric J, Di Caro G, Reibe S,et al. Fructose stimulated de novo lipogenesis is promoted by inflammation[J]. *Nat Metab.* 2020,2(10):1034–1045.

8. Beck-Nielsen H, Pedersen O, Lindskov HO. Impaired cellular insulin binding and insulin sensitivity induced by high-fructose feeding in normal subjects[J]. *Am J Clin Nutr.* 1980,33(2):273–278.

9. Mayo Foundation for Medical Education and Research. Nonalcoholic fatty liver disease[EB/OL].[2023-05-12]. https://www.mayoclinic.org/diseases-conditions/nonalcoholic-fatty-liver-disease/symptoms-causes/syc-20354567

10. Alami F, Alizadeh M, Shateri K. The effect of a fruit-rich diet on liver biomarkers, insulin resistance, and lipid profile in patients with non-alcoholic fatty liver disease: a randomized clinical trial[J]. *Scand J Gastroenterol.* 2022,57(10):1238–1249.

11. Pérez-Guisado J, Muñoz-Serrano A. The effect of the Spanish Ketogenic Mediterranean Diet on nonalcoholic fatty liver disease: a pilot study[J]. *J Med Food.* 2011,14(7-8):677–680.

第 9 章

1. 罗四川, 李启富, 青华. 早期营养不良对大鼠成年后胰岛素抵抗和糖耐量异常的影响 [J]. 中华糖尿病杂志, 2004, 12(4):3.

2. 李秀平, 孙静, 张俊权, 等. 慢性应激对大鼠葡萄糖耐量及胰岛素抵抗的影响 [J]. 中国医药导报, 2007, 4(10S):3.

3. 人民网科普中国. 超加工食品讓人越吃越傻? 不是在嚇唬人 [EB/OL]. (2022-08-29)[2023-01-24]. http://kpzg.people.com.cn/BIG5/n1/2022/0829/c404214-32513821.html.

4. 马朋. 苹果渣和迷迭香提取物改善果糖诱导大鼠胰岛素抵抗的作用机制 [D]. 重庆医科大学, 2017.

5. 邢青斌. 这样处理蔬菜能有效去除草酸 [J]. 生活与健康, 2020(7):2.

6. 左晓磊, 刘培, 齐琨, 等. 叶菜类蔬菜中农药残留及膳食暴露风险评估 [J]. 食品安全质量检测学报, 2021, 12(10):6.

7. Gerber C. Sodium and Phosphate Dietary Additives Exacerbate Progression of CKD and Lead to Early Mortality[R]. 2018 KINDEY WEEK:ASN, 2018.

8. PA Peri - Okonny, Baskin K K, Iwamoto G, et al. High Phosphate Diet Induces Exercise Intolerance and Impairs Fatty Acid Metabolism in Mice[J]. *The FASEB Journal*, 2019, 33(S1):lb462–lb462.

9. 香港特别行政区政府食物安全中心. 家居烹煮方法比较 [EB/OL]. (2022-11-3) [2023-01-24]. https://www.cfs.gov.hk/sc_chi/consumer_zone/safefood_all/home_cooking.html.

10. 香港特别行政区政府食物安全中心. 高危人士 [EB/OL]. (2022-11-3) [2023-01-24]. https://www.cfs.gov.hk/tc_chi/consumer_zone/susceptible_population/index.html

11. 朱春, 李旻雯, 缪盈盈, 等. 城市烹饪油烟颗粒物排放特性分析 [J]. 绿色建筑, 2014, (5): 57–60, 71

12. 黄丹雯. 烹饪油烟影响 PM2.5[J]. 环境, 2013, (11): 69–71.

13. 姚鑫, 陈猛, 范泽云, 等. 烹饪油烟污染及其控制技术研究进展 [J]. 化学工业与工程, 2015, 32(3):6.

14. 张开能, 柯昌兴. 高尿酸血症导致肾结石形成机制的研究进展 [J]. 老年医学研究, 2022, 3(2):41–44.

15. 方道成, 陈立新, 胡媛媛. 肥胖与肾结石的研究进展 [J]. 现代泌尿外科杂志, 2021, 26 (4): 356–359.

第 10 章

1. 秋儿. 把健康握在手心: 远离和尿毒症有关的习惯 [J]. 分忧, 2020 (2):2.

2. 赫凡. 口渴多饮, 不一定就是糖尿病 [J]. 自我药疗, 2014, 000(011):66.

3. 浙大一院. 45 岁大姐爬山爬到肾衰，竟是没做这件事！专家提醒：此病夏季高发 [EB/OL].（2021-05-08）[2023-02-01]. https://view.inews.qq.com/a/20210508A02R3G00.

4. 白雷涛. 我国面临的饮用水卫生安全监测技术问题[J]. 水工业市场, 2015(11):3.

5. Lind L, Zethelius B, Salihovic S,et al.Circulating Levels of Perfluoroalkyl Substances and Prevalent Diabetes in the Elderly[J].*Diabetologia*, 2014,57(3):473–479.

6. Krafft M P, Riess J G. Selected Physicochemical Aspects of Poly and Perfluoroalkylated Substances Relevant to Performance, Environment and Sustainability-part One[J]. *Chemosphere*, 2015, 129: 4–19.

7. Berger U, Kaiser M A, KÄRRMAN A, et al. Recent Developments in Trace Analysis of Poly and Perfluoroalkyl Substances[J]. *Anal Bioanal Chem*, 2011, 400(6): 1625–1635.

8. Andersson E M, Scott K, Xu Y, et al. High Exposure to Perfluorinated Compounds in Drinking Water and Thyroid Disease. A Cohort Study from Ronneby, Sweden[J]. *Environ Res*, 2019, 176: 108540.

9. Rovira J, MARTÍNEZ M Á, Sharma R P, et al. Prenatal Exposure to PFOS and PFOA in a Pregnant Women Cohort of Catalonia, Spain[J]. *Environ Res*, 2019, 175: 384–392.

10. Ericson Jogsten I, Nadal M, Van Bavel B, et al. Per and Polyfluorinated Compounds (PFCs) in House Dust and Indoor Air in Catalonia, Spain: Implications for Human Exposure[J]. *Environ Int*, 2012, 39(1): 172–180.

11. Pizzurro D M, Seeler M, Kerper L E, et al. Interspecies Differences in Perfluoroalkyl Substances (PFAS) Toxicokinetics and Application to Health-based Criteria[J]. *Regul Toxicol Pharmacol*, 2019, 106: 239–250.

12. She B, Schymanski E L, Ruttkies C, et al. Exploring Open Cheminformatics Approaches for Categorizing Per and Polyfluoroalkyl Substances (PFASs)[J]. *Environ Sci Process Impacts*, 2019, 21(11): 1835–1851.

13. Liu Y, Li A, Buchanan S, et al. Exposure Characteristics for Congeners, Isomers and Enantiomers of Perfluoroalkyl Substances in Mothers and Infants[J]. *Environ Int*, 2020, 144: 106012.

14. Qiao X, Jiao L, Zhang X, et al. Contamination Profiles and Risk Assessment of Per and Polyfluoroalkyl Substances in Groundwater in China[J]. *Environ Monit Assess*, 2020, 192(2): 76.

15. Sake C J, Kreckmann K H, Green J W, et al. Cross-sectional Study of Lipids and Liver Enzymes Related to a Serum Biomarker of Exposure (ammonium perfluorooctanoate or APFO) as Part of a General Health Survey in a Cohort of Occupationally Exposed Workers[J]. *J Occup Environ Med*, 2007, 49(10): 1086–1096.

16. Grandjean P, Andersen E W, Budtz-Jorensen E, et al. Serum Vaccine Antibody Concentrations in Children Exposed to Perfluorinated Compounds[J]. *JAMA*, 2012, 307(4): 391–397.

17. Gallo V, Leonardi G, Brayne C, et al. Serum Perfluoroalkyl Acids Concentrations and Memory Impairment in a Large Cross-sectional Study[J]. *BMJ Open*, 2013, 3(6): e002414.

18. Leter G, Consales C, Eleuteri P, et al. Exposure to Perfluoroalkyl Substances and Sperm DNA Global Methylation in Arctic and European Populations[J]. *Environ Mol Mutagen*, 2014, 55(7): 591–600.

19. Lin C Y, Wen L L, Lin L Y, et al. The Associations Between Serum Perfluorinated Chemicals and Thyroid Function in Adolescents and Young Adults[J]. *J Hazard Mater*, 2013, 244–245: 637–644.

20. EFSA. PFAS in food: EFSA assesses risks and sets tolerable intake[EB/OL]. [2020-09-17].https://www.efsa.europa.eu/en/news/pfas-food-efsa-assesses-risks-and-sets-tolerable-intake.

21. Dewitte J C, Copeland C B, Strynar M J, et al. Perfluorooctanoic Acid-induced Immunomodulation in Adult C57BL/6J or C57BL/6N female mice[J]. *Environ Health Perspect*, 2008, 116(5): 644–650.

22. Corsini E, Avogadro A, Galbati V, et al. In Vitro Evaluation of the Immunotoxic Potential of Perfluorinated Compounds (PFCs)[J]. *Toxicol Appl Pharmacol*, 2011, 250(2): 108–116.

23. Granum B, Haug L S, Namork E, et al. Pre-natal Exposure to Perfluoroalkyl Substances may be Associated with Altered Vaccine Antibody Levels and Immune-related Health Outcomes in Early Childhood[J]. *J Immunotoxicol*, 2013, 10(4):

373–379.

24. Penings J L A, Jennen D G J, Nygaard U C, et al. Cord Blood Gene Expression Supports That Prenatal Exposure to Perfluoroalkyl Substances Causes Depressed Immune Functionality in Early Childhood[J]. *J Immunotoxicol,* 2016, 13(2): 173–180.

25. Grandjean P, Heilmann C, Weihe P, et al. Serum Vaccine Antibody Concentrations in Adolescents Exposed to Perfluorinated Compounds[J]. *Environ Health Perspect,* 2017, 125(7): 077018.

26. Stein C R, Mcgovern K J, Pajak A M, et al. Perfluoroalkyl and Polyfluoroalkyl Sbstances and Indicators of Immune Function in Children Aged 12-19 y: National Health and Nutrition Examination Survey[J]. *Pediatr Res,* 2016, 79(2): 348–357.

27. Pilkerton C S, Hobbs G R, Lilly C, et al. Rubella Immunity and Serum Perfluoroalkyl Substances: Sex and Analytic Strategy[J]. *PLoS One*, 2018, 13(9): e0203330.

28. Stein C R, Ge Y, Wolff M S, et al. Perfluoroalkyl Substance Serum Concentrations and Immune Response to FluMist Vaccination Among Healthy Adults[J]. *Environ Res*, 2016, 149: 171–178.

29. Looker C, Luster M I, Calafat A M, et al. Influenza Vaccine Response in Adults Exposed to Perfluorooctanoate and Perfluorooctanesulfonate[J]. *Toxicol Sci,* 2014, 138(1): 76–88.

30. Dalsager L, Christensen N, Husby S, et al. Association Between Prenatal Exposure to Perfluorinated Compounds and Symptoms of Infections at Age 1-4 Years Among 359 Children in the Odense Child Cohort[J]. *Environ Int*, 2016, 96: 58–64.

31. Dalsager L, Christensen N, Halekoh U, et al. Exposure to Perfluoroalkyl Substances During Fetal Life and Hospitalization for Infectious Disease in Childhood: a Study Among 1, 503 Children from the Odense Child Cohort[J]. *Environ Int*, 2021, 149: 106395.

32. Huang H, YU K, Zeng X, et al. Association Between Prenatal Exposure to Perfluoroalkyl Substances and Respiratory Tract Infections in Preschool Children[J]. *Environ Res,* 2020, 191: 110156.

33. Timmermann C A G, Jensen K J, Nielsen F, et al. Serum Perfluoroalkyl Substances, Vaccine Responses, and Morbidity in a Cohort of Guinea-bissau Children[J].

Environ Health Perspect, 2020, 128(8): 087002.

34. Impinen A, Longenecker M P, Nygaard U C, et al. Maternal Levels of Perfluoroalkyl Substances (PFASs) During Pregnancy and Childhood Allergy and Asthma Related Outcomes and Infections in the Norwegian Mother and Child (MoBa) cohort[J]. *Environ Int,* 2019, 124: 462–472.

35. Okada E, Sasaki S, Sajjo Y, et al. Prenatal Exposure to Perfluorinated Chemicals and Relationship with Allergies and Infectious Diseases in Infants[J]. *Environ Res*, 2012, 112: 118–125.

36. Chen Q, Hhang R, Hua L, et al. Prenatal Exposure to Perfluoroalkyl and Polyfluoroalkyl Substances and Childhood Atopic Dermatitis: a Prospective Birth Cohort Study[J]. *Environ Health,* 2018, 17(1): 8.

37. Kvalem H E, Nygaard U C, Lodrup Carlsen K C, et al. Perfluoroalkyl Substances, Airways Infections, Allergy and Asthma Related Health Outcomes - Implications of Gender, Exposure Period and Study Design[J]. *Environ Int*, 2020, 134: 105259.

38. Jackson-Browne M S, Eliot M, Patti M, et al. PFAS (per- and polyfluoroalkyl substances) and Asthma in Young Children: NHANES 2013–2014[J]. *Int J Hyg Environ Health*, 2020, 229: 113565.

39. Averina M, Brox J, Huber S, et al. Serum Perfluoroalkyl Substances (PFAS) and Risk of Asthma and Various Allergies in Adolescents. The Tromsø study Fit Futures in Northern Norway[J]. *Environ Res,* 2019, 169: 114–121.

40. Manzano-Salgado C B, Granum B, Lopez-Espinosa M J, et al. Prenatal Exposure to Perfluoroalkyl Substances, Immune-related Outcomes, and Lung Function in Children from a Spanish Birth Cohort Study[J]. *Int J Hyg Environ Health*, 2019, 222(6): 945–954.

41. Bamai Y A, Goudarzi H, Araki A, et al. Effect of Prenatal Exposure to Per and Polyfluoroalkyl Substances on Childhood Allergies and Common Infectious Diseases in Children Up to Age 7 years: the Hokkaido Study on Environment and Children's Health[J]. *Environ Int,* 2020, 143: 105979.

42. Beck I H, Timmermann C A G, Nielsen F, et al. Association Between Prenatal Exposure to Perfluoroalkyl Substances and Asthma in 5-year-old Children in the Odense Child Cohort[J]. *Environ Health,* 2019, 18(1): 97.

43. Yang Q, XIE Y, Eriksson A M, et al. Further Evidence for the Involvement of

Inhibition of Cell Proliferation and Development in Thymic and Splenic Atrophy Induced by the Peroxisome Proliferator Perfluoroctanoic Acid in Mice[J]. *Biochem Pharmacol,* 2001, 62(8): 1133–1140.

44. Yang Q, Xie Y, Alexson S E H, et al. Involvement of the Peroxisome Proliferator-activated Receptor Alpha in the Immunomodulation Caused by Peroxisome Proliferators in Mice[J]. *Biochem Pharmacol*, 2002, 63(10): 1893–1900.

45. Qazi M R, Xia Z, Bogdanska J, et al. The Atrophy and Changes in the Cellular Compositions of the Thymus and Spleen Observed in Mice Subjected to Short-term Exposure to Perfluorooctanesulfonate are High-dose Phenomena Mediated in Part by Peroxisome Proliferator-activated Receptor-alpha (PPARα)[J]. *Toxicology,* 2009, 260(112/3): 68–76.

46. Rockwell C E, Turley A E, Cheng X, et al. Persistent Alterations in Immune Cell Populations and Function from a Single dose of Perfluorononanoic Acid (PFNA) in C57Bl/6 mice[J]. *Food Chem Toxicol,* 2017, 100: 24–33.

47. Guo J, Wu P, Cao J, et al. The PFOS Disturbed Immunomodulatory Functions Via Nuclear Factor- κ B Signaling in Liver of Zebrafish (Danio rerio)[J]. *Fish Shellfish Immunol*, 2019, 91: 87–98.

48. 杨谨, 李昂, 杨谦, 等. 过氧化物酶体增殖剂激活受体α对小鼠T、B细胞发育的影响[J]. 细胞与分子免疫学杂志, 2006, 22(3): 296–298.

49. Shane H L, Baur R, Lukomska E, et al. Immunotoxicity and Allergenic Potential Induced by Topical Application of Perfluorooctanoic Acid (PFOA) in a Murine Model[J]. *Food Chem Toxicol,* 2020, 136: 111114.

50. Iao Tan, et al, Efficient Removal of Perfluorinated Chemicals from Contaminated Water Sources Using Magnetic Fluorinated Polymer Sorbents , *Angew. Chem. Int. Ed.* 2022,61(49):e202213071.

附录

1. 中华医学会内分泌学分会,中华医学会糖尿病学分会,中国医师协会内分泌代谢科医师分会,等. 中国成人糖尿病前期干预的专家共识[J]. 中华内分泌代谢杂志,2020,36(5):371–380.

2. 医师报. 史郁松, 张广有.医学的进步还是药企的福利? 科学杂志炮轰糖尿病前期概念的是与非[EB/OJ].(2019-06-04) [2023-02-01].https://mp.weixin.

qq.com/s/wzL0ezoM8-_SO0XkCYj0Yw.

3. Knowler WC, Fowler SE, Hamman RF, et al. 10-year Follow-up of Diabetes Incidence and Weight Loss in the Diabetes Prevention Program Outcomes Study[J]. *Lancet,* 2009, 374(9702):1677–1686.

4. 中华医学会糖尿病学分会. 中国 2 型糖尿病防治指南(2020 年版)[J]. 中华糖尿病杂志, 2021, 13(4): 315-409.

5. 中华人民共和国中央人民政府.健康中国行动（2019—2030 年）.(2019-07-15) [2023-02-01]. http://www.gov.cn/xinwen/2019-07/15/content_5409694.htm.

6. Buades Fuster Juan Manuel,Sanchís Cortés Pilar,Perelló Bestard Joan et al. Plant Phosphates, Phytate and Pathological Calcifications in Chronic Kidney Disease.[J] *.Nefrologia,* 2017, 37: 20–28.

7. Fayed Ahmed,El Nokeety Mahmoud M,Heikal Ahmed A et al. Fibroblast Growth Factor-23 is a Strong Predictor of Insulin Resistance Among Chronic Kidney Disease Patients.[J] *.Ren Fail,* 2018, 40: 226–230.

8. St-Jules DE, Hu Lu, Woolf Kathleen et al. An Evaluation of Alternative Technology-Supported Counseling Approaches to Promote Multiple Lifestyle Behavior Changes in Patients With Type 2 Diabetes and Chronic Kidney Disease[J] *J Ren Nutr,* 2023, 33(1):35–44.

9. Brown Ronald B. Diabetes, Diabetic Complications, and Phosphate Toxicity: A Scoping Review[J].*Curr Diabetes Rev,* 2020, 16: 674–689.

10. St-Jules DE, Goldfarb DS, Pompeii ML, et al. Phosphate Additive Avoidance in Chronic Kidney Disease[J] *.Diabetes Spectr,* 2017, 30: 101–106.